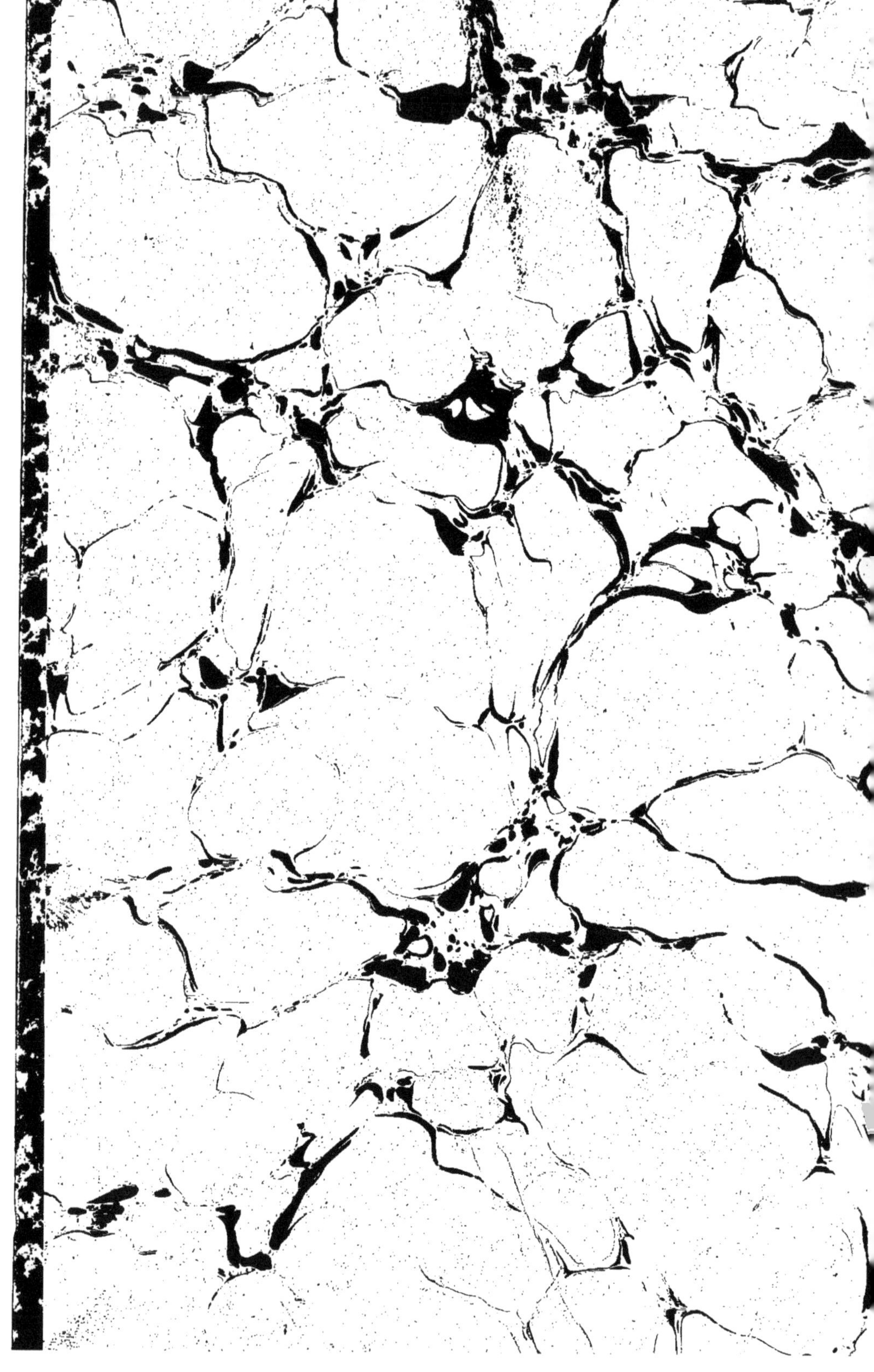

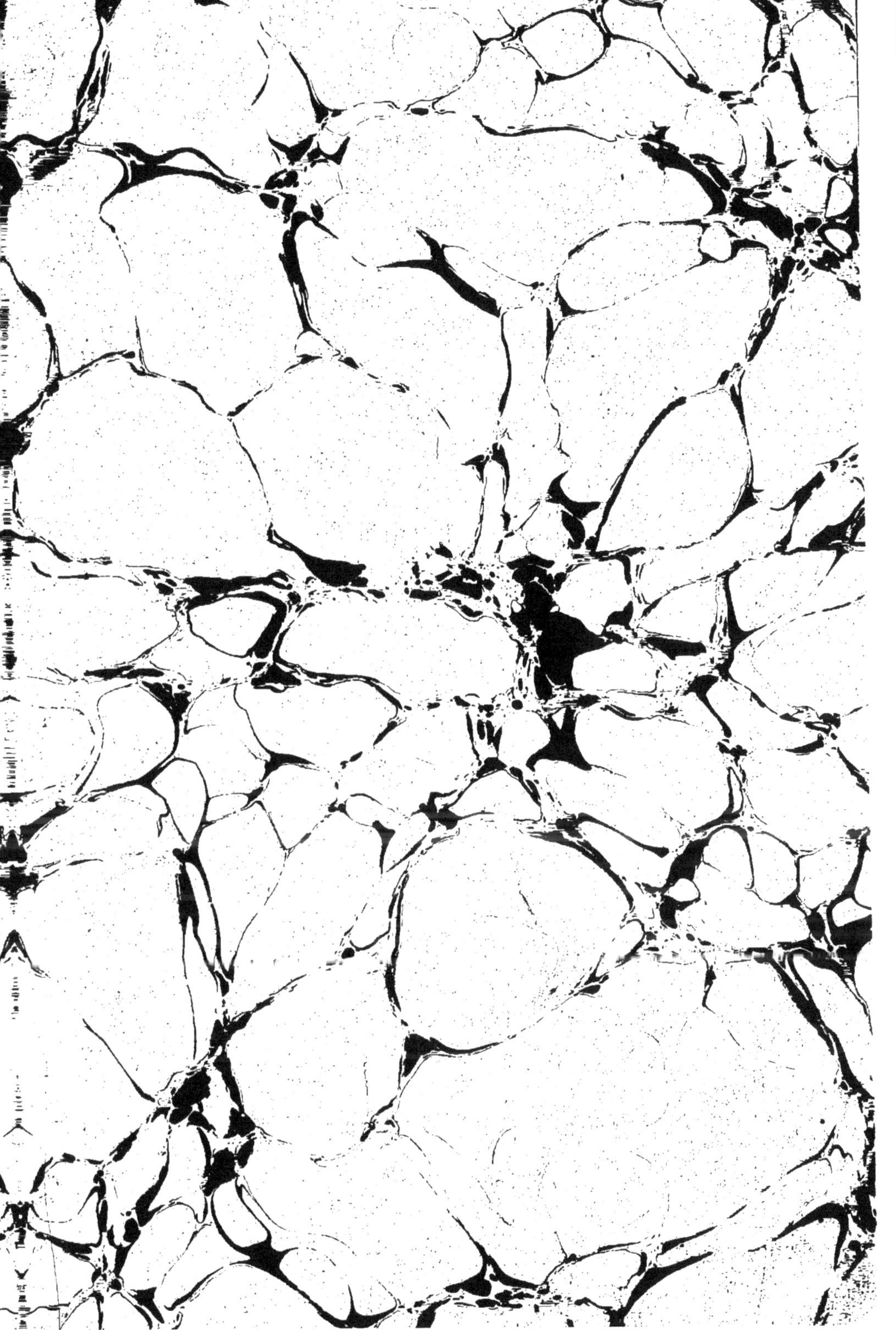

RECHERCHES EXPÉRIMENTALES

SUR

LA RESPIRATION

LES INHALATIONS D'OXYGÈNE
SOMMEIL ET ANESTHÉSIE
L'INTOXICATION OXYCARBONIQUE

PAR

LE Dr L.-G. DE SAINT-MARTIN

AVEC 35 FIGURES

PARIS
OCTAVE DOIN, ÉDITEUR
8, PLACE DE L'ODÉON, 8

1893

RECHERCHES EXPÉRIMENTALES

SUR

LA RESPIRATION

DU MÊME AUTEUR

M. BERTHELOT et L. DE SAINT-MARTIN. — **Recherches sur l'état des sels dans les dissolutions.** C. R., 16 août 1869, et Ann. de Chimie et de Physique, août 1872.

L. DE SAINT-MARTIN. — **Recherches sur la Santonine et ses dérivés,** C. R., 11 novembre 1872.

TRAVAUX SE RAPPORTANT AU PRÉSENT OUVRAGE

Recherches sur l'intensité des phénomènes chimiques de la respiration dans les atmosphères suroxygénées. C. R., 28 janvier 1884, et Ann. de Chimie et de Physique, 1884.

Recherches et appareils en vue de l'application de l'Anesthésie chirurgicale par la méthode des mélanges titrés.

C. R. de l'Académie des Sciences, 18 décembre 1882.

Bulletin de Thérapeutique, 20 octobre 1882.

Bulletin de l'Académie de Médecine, 24 octobre 1882.

C. R. de l'Académie des Sciences, 13 février 1888.

Recherches sur le mode d'élimination de l'oxyde de carbone. C. R. de l'Académie des Sciences, 25 mai 1891, 2 mai 1892, 12 novembre 1892 et 6 février 1893.

DUJARDIN-BEAUMETZ et L. DE SAINT-MARTIN. — **Analyse des gaz produits dans les poêles mobiles.** Bulletin de l'Académie de médecine, 16 avril 1889.

CHARTRES. — IMPRIMERIE DURAND, RUE FULBERT.

RECHERCHES EXPÉRIMENTALES

SUR

LA RESPIRATION

LES INHALATIONS D'OXYGÈNE
SOMMEIL ET ANESTHÉSIE
L'INTOXICATION OXYCARBONIQUE

PAR

LE Dr L.-G. DE SAINT-MARTIN

AVEC 35 FIGURES

PARIS
OCTAVE DOIN, ÉDITEUR
8, PLACE DE L'ODÉON, 8

1893

A MON MAITRE

M. M. BERTHELOT

SÉNATEUR

SECRÉTAIRE PERPÉTUEL DE L'ACADÉMIE DES SCIENCES

PROFESSEUR AU COLLÈGE DE FRANCE

TÉMOIGNAGE DE PROFONDE GRATITUDE

POUR SA CONSTANTE BIENVEILLANCE ET SES EXCELLENTES LEÇONS

L.-G. DE SAINT-MARTIN

AVANT-PROPOS

Le lecteur trouvera exposées dans ce volume, avec tous les développements qu'elles comportent, notamment au point de vue de la technique à laquelle j'ai fait une large place, les recherches que je poursuis depuis bientôt dix ans, et dont j'ai déjà fait connaître les principaux résultats par une série de notes insérées dans les Comptes Rendus de l'Académie des Sciences.

Je me suis toujours efforcé de choisir des méthodes expérimentales précises, car je suis convaincu que les procédés dits cliniques ou rapides, en surchargeant la littérature médicale de documents incertains, constituent la véritable pierre d'achoppement de tout progrès en médecine scientifique. Du reste, cette recherche de la précision dans les analyses physico-chimiques n'en habitue que davantage l'expérimentateur à tenir sérieusement compte des conditions si variables et parfois si trompeuses, qui rendent particulièrement difficile l'étude des phénomènes physiologiques.

Paris, 30 janvier 1893.

ERRATA

Page 34, ligne 15, *au lieu de :* nous le destinons, *lisez :* nous les destinons.

Page 62, ligne 15, *au lieu de :* Co^2, *lisez :* CO^2.

(Cet erratum est fréquemment répété dans la feuille 5.)

Page 160, ligne 1, *au lieu de :* fig. 5, *lisez :* fig. 6, p. 151.

Page 210, note 1, *au lieu de :* déc. 1892, *lisez :* 6 février 1893.

Page 212, ligne 12, *au lieu de :* Notamment dans un cas, *lisez :* Notamment un cas.

Page 248, ligne 3, *au lieu de :* plongé dans un tube, *lisez :* plongé dans un bain.

LIVRE PREMIER.

LES INHALATIONS D'OXYGÈNE

ÉTUDE PHYSIOLOGIQUE ET THÉRAPEUTIQUE.

LIVRE Ier.

LES INHALATIONS D'OXYGÈNE.

ÉTUDE PHYSIOLOGIQUE ET THÉRAPEUTIQUE.

CHAPITRE Ier.

Historique de la question jusqu'aux travaux de Paul Bert.

A peine découvert, l'oxygène fut employé en inhalations dans un but thérapeutique ou d'étude physiologique.

Priestley, le premier, après avoir fait vivre deux souris dans l'oxygène, sans qu'elles parussent en souffrir, voulut expérimenter sur lui-même.

J'ai satisfait ma curiosité, dit-il, en le respirant avec un siphon de verre et, par ce moyen, j'en ai réduit une jarre pleine à l'état d'air commun. La sensation qu'éprouvèrent mes poumons ne fut pas différente de celle que cause l'air commun ; mais il me sembla ensuite que ma poitrine se trouvait singulièrement dégagée et à l'aise pendant quelque temps. Qui peut assurer que, dans la suite, cet air pur ne deviendra pas un objet de luxe fort à la mode? Il n'y a eu, jusqu'ici, que deux souris et moi qui ayons eu le privilège de le respirer[1].

Quelques années après, Lavoisier et Séguin[2] firent séjourner des cobayes, pendant vingt-quatre heures, dans une atmosphère d'oxygène et n'observèrent aucun changement dans les produits de la respiration.

Vers la fin du XVIIIe siècle, le docteur Beddoès, ancien professeur de chimie à l'Université d'Oxford, qui s'était beaucoup mêlé au mouvement scientifique de l'époque, fonda à Clifton, près de Bristol, sous le nom d'Institution pneumatique, un établissement qui avait pour but d'appliquer les gaz au traitement des affections de poitrine, si communes en Angleterre.

En 1799, il eut la bonne fortune d'attacher à son établissement le jeune Davy, alors élève en pharmacie, qui devait s'illustrer, plus tard, par de nombreuses et importantes découvertes. Ce fut dans le courant de cette même année, et à l'établissement de Clifton, que Davy reconnut les propriétés physiologiques du protoxyde d'azote. Il étudia successivement, conformément au contrat qu'il avait passé avec Beddoès, les effets de l'inhalation des principaux gaz sur

---

1. *Expériences et observations sur différentes espèces d'air*, traduction de Gibelin, docteur en médecine. Paris, 1777, t. II, 3e part., p. 126.

2. *Mémoires de l'Académie des Sciences pour* 1789, publiés en 1793.

l'économie, le plus souvent en expérimentant sur lui-même. L'oxygène, qu'il respira pendant six minutes, ne lui causa, dit-il, aucun autre effet qu'un peu d'oppression, ce qui semble inexplicable.

Beddoès paraît avoir repris et rectifié sur ce dernier point les expériences de Davy, et les inhalations d'oxygène devinrent bientôt la base de son traitement curatif de la phtisie pulmonaire.

Il prétend avoir guéri, au moyen de ce gaz, nombre de maladies diverses, et résume comme suit son action physiologique :

1° L'oxygène produit une résistance remarquable à l'asphyxie ; il semble que lorsque le sang a été plus imprégné d'oxygène qu'à l'état normal, il soit plus apte à supporter le manque d'air respirable et même l'action d'un gaz irrespirable ;

2° Les animaux qui ont respiré de l'oxygène résistent plus longtemps à l'action des mélanges réfrigérants ;

3° L'action de l'oxygène paraît se localiser principalement dans le système musculaire ;

4° L'oxygène est au plus haut degré un stimulant de l'irritabilité du cœur et des vaisseaux[1].

La première de ces conclusions est remarquable si l'on considère qu'à cette époque on ne savait rien sur les gaz du sang. Sans nous arrêter à discuter les trois autres, notons pourtant qu'à ce moment l'innocuité des inhalations d'oxygène semblait reconnue et démontrée.

---

1. Beddoès, *Considerations on the factitious airs.*

Aussi est-on fort étonné de voir Fourcroy, contemporain de Lavoisier et de Beddoès, écrire, peu après, les lignes suivantes à propos des propriétés physiologiques de ce gaz :

> Lorsqu'on plonge un animal dans une cloche pleine d'air vital, on voit sa respiration s'accélérer, la dilatation de sa poitrine devenir considérable, le cœur et les artères se contracter plus énergiquement ; bientôt il y a un véritable état fébrile, les yeux deviennent saillants, rouges, la sueur coule de toutes parts, il y a élévation de température. Enfin il est bientôt attaqué d'une fièvre inflammatoire excessivement aiguë qui se termine par gangrène, et d'une sidération dont la poitrine est le principal foyer[1].

Voilà, certes, un tableau peu encourageant, et l'on en est réduit à se demander dans quelles conditions Fourcroy peut avoir fait l'expérience qu'il décrit avec ce luxe de détails. Quoi qu'il en soit, l'assertion du célèbre chimiste en imposera longtemps.

Vainement Allen et Pepys soumettront-ils l'organisme humain à l'inhalation prolongée de l'oxygène pur sans qu'aucun accident se manifeste[2] ; vainement encore, plus récemment, Reg-

---

1. Fourcroy, *Système des connaissances chimiques,* 1801.

Je me souviens avoir entendu professer dans un cours public de chimie, vers 1860, que l'oxygène tuait, par excès de vie (*sic*), les animaux qu'on y plonge, et, à l'appui de son dire, le professeur introduisit dans un bocal plein de ce gaz, probablement impur, un moineau qui succomba rapidement. (*Note de l'Auteur.*)

2. Allen et Pepys, *On the changes produced in atmosph. air*

nault et Reiset feront-ils vivre des animaux dans des atmosphères très riches en oxygène sans noter aucune différence avec la respiration normale[1] : il restera toujours une certaine défiance et des appréhensions singulières, concernant l'emploi de ce gaz, dans l'esprit de beaucoup de physiologistes et de médecins éminents.

Voici, par exemple, ce qu'écrira en 1873, hier à peine, Longet, professeur de physiologie à la Faculté de médecine de Paris :

Mais, parce que l'oxygène pur est sans contredit le plus respirable de tous les gaz autres que l'air atmosphérique, et qu'en effet son inhalation, dans les limites de durée que peut avoir une expérience, ne provoque aucun accident appréciable, cela ne veut pas dire qu'on pourrait, sans inconvénient, le respirer d'une façon continue au lieu de l'air lui-même. Il est généralement admis que, si l'oxygène se trouve mêlé, dans notre atmosphère, à quatre fois son volume d'azote, c'est qu'il fallait que les propriétés de l'oxygène, trop actives pour la respiration, fussent tempérées par un pareil mélange[2].

L'argumentation ne nous paraît pas plus concluante au point de vue scientifique qu'au point de vue philosophique.

Rappelons en passant, continue Longet, que l'emploi de

---

and oxygen gaz by respiration. Philosophal Transact., 1808, p. 249.

1. Regnault et Reiset, *Ann. de Physique et de Chimie,* 5e série, t. XXVI (1849), exp. 89, 90, 91.

2. Longet, *Traité de Physiologie,* 1873, t. I, p. 509.

l'oxygène pur dans le traitement de la phtisie pulmonaire en particulier n'a paru produire ordinairement aucun résultat favorable, et que même, parfois, il a occasionné une exacerbation des symptômes de cette maladie.

Dans ce passage, l'éminent professeur vise évidemment les tentatives faites par Chaptal, Dumas et J.-B. Baumès, de Montpellier, qui employèrent les inhalations d'oxygène contre la phtisie pulmonaire ; après avoir fondé, comme Beddoès, les plus belles espérances sur cet agent, ces médecins reconnurent ensuite que l'amélioration n'est que passagère, et qu'elle est bientôt suivie d'une recrudescence des phénomènes inflammatoires de la diathèse.

Nous arrivons à la période moderne des travaux publiés sur les effets physiologiques ou thérapeutiques de l'oxygène.

C'est à Demarquay et à Leconte qu'on doit la réapparition de ce gaz dans le cadre des médicaments[1]. Demarquay éprouva tout d'abord le besoin d'innocenter le nouvel agent des accidents dont on avait cru pouvoir incriminer son emploi.

Rappelant les conclusions précédemment reproduites de Beddoès, il débute par les lignes suivantes :

---

1. Demarquay et Leconte, *Comptes rendus de la Société de Biologie,* 3e série, t. I, 1859. — Demarquay, *Essai de Pneumatologie médicale,* Paris, 1866.

Comme lui, si je n'ai pas guéri tous les malades auxquels j'ai fait respirer de l'oxygène, j'ai la certitude de n'avoir nui à aucun.

C'est la formule connue : « *Primo non nocere!* » Puis il ajoute :

Quand on peut respirer impunément 15 à 30 litres d'oxygène, on ne comprend pas les craintes exprimées à cet égard par plusieurs chimistes ou physiologistes. Non seulement j'ai respiré à plusieurs reprises cette quantité d'oxygène sans aucun inconvénient, mais mes amis les Drs Joly et Saint-Vel ont suivi mon exemple; mes élèves et d'autres ont également respiré cet agent sans éprouver autre chose que des phénomènes passagers. J'ai déjà fait respirer l'oxygène à un grand nombre de malades, et aucune des personnes qui se sont soumises à l'action de l'air vital dans la limite de 10 à 30 litres n'a éprouvé le plus petit accident. J'insiste sur ce fait afin de rassurer les personnes timorées à l'endroit des agents nouveaux.

Les inhalations d'oxygène devinrent bientôt à la mode et firent la fortune d'un ingénieux pharmacien qui en débita beaucoup, réalisant ainsi, à son profit, la prédiction de Priestley.

C'est surtout dans l'asthme que Demarquay, rééditant sur ce point les affirmations de Beddoès, conseille l'emploi de l'oxygène. De nombreux cas d'asphyxie par les gaz de la combustion du charbon ou par les émanations méphytiques des fosses d'aisances ont été traités avec succès par le même agent, et ici le moyen est tout à fait rationnel, car il y a indication d'avoir recours aux inhalations d'oxygène toutes les fois qu'il y a difficulté de l'hématose.

Le livre de Demarquay rappela l'attention sur les anciens essais de Priestley et de Beddoès.

Gubler fit de son côté quelques expériences ; il nota, entre autres effets, une ivresse fugace, le ralentissement des mouvements respiratoires et du pouls. Un des sujets soumis aux essais, qui ne pouvait rester plus de 45 secondes sans respirer, put arrêter sa respiration pendant 110 secondes après l'inhalation de l'oxygène.

Gubler finit néanmoins par conclure que, chez l'homme :

> La respiration de l'oxygène ne donne lieu qu'à des phénomènes physiologiques obscurs. Contrairement à toute prévision, on n'observe ni stimulation notable des voies respiratoires, ni excitation générale, point de picotement dans le larynx et l'arbre bronchique, point de toux, aucun accroissement de l'activité nerveuse ni de la calorification.

Tel est, en raccourci, le bilan des principales observations faites avant Paul Bert sur l'action physiologique de l'oxygène.

CHAPITRE II.

Les travaux de Paul Bert.

Il semblait que les recherches de Regnault et Reiset, confirmant celles de Lavoisier et Seguin, d'une part, et celles d'Allen et Pepys, d'autre part, eussent définitivement établi que le séjour dans les atmosphères suroxygénées n'augmente pas l'activité des combustions respiratoires et ne change rien, par conséquent, aux chiffres représentant l'absorption de l'oxygène et l'exhalation de l'acide carbonique dans un temps donné.

Voici comment s'expriment les deux chimistes français dans leur beau et classique Mémoire de 1849 :

> La respiration des animaux des diverses classes dans une atmosphère renfermant deux ou trois fois plus d'oxygène que l'air normal ne présente aucune différence avec celle qui s'exécute dans notre atmosphère terrestre[1].

Paul Bert, après une longue série de recherches, qu'il a réunies et résumées dans un impor-

---

1. Regnault et Reiset, *loc. cit.*

tant et volumineux ouvrage[1], est arrivé à des résultats différents. D'après ce savant :

> L'activité des combustions organiques, dans l'air comprimé, va en augmentant d'abord, pour diminuer ensuite après avoir passé par un maximum qui est probablement placé au-dessus de deux atmosphères.

Il convient d'abord d'observer que, contrairement à ce qu'on pourrait croire à la lecture de cette conclusion, les expériences dont Paul Bert la tire n'ont pas été faites dans l'air comprimé, mais bien à la pression normale dans de l'air artificiellement enrichi d'oxygène. Il est vrai que, pour le physiologiste de la Sorbonne, cela revient au même, et que respirer de l'oxygène pur est identiquement la même chose que de vivre dans de l'air comprimé à cinq atmosphères.

Il y a certainement, et on n'a pas manqué de le faire, quelques réserves à formuler sur cette manière de voir ; mais elles ne sauraient trouver place ici, puisque les expériences en discussion ont été faites à la pression atmosphérique dans l'air suroxygéné.

Toutefois, avant de citer textuellement Paul Bert à leur sujet, nous résumerons un certain nombre de recherches faites par le même auteur, consignées dans le même ouvrage et ayant trait

---

1. P. Bert, *La Pression barométrique,* p. 829 et suivantes.

à la question de savoir si le sang peut s'enrichir en oxygène, lorsqu'on soumet les animaux aux inhalations d'oxygène ou à des pressions successivement croissantes. Cette question se trouve être intimement liée à celle dont nous nous occupons.

Le célèbre professeur a abordé l'étude de ce problème par deux voies différentes.

Dans une première série d'expériences, il enfermait des chiens dans un cylindre métallique très résistant, et les y soumettait à des pressions variant depuis une jusqu'à dix atmosphères. Un dispositif ingénieux lui permettait de prélever, pour en extraire et analyser les gaz au moyen de la pompe à mercure, des échantillons de sang artériel correspondant chacun à une période déterminée et suffisamment maintenue pour que le sang pût être considéré comme étant en équilibre de tension avec l'air comprimé dans le cylindre.

Paul Bert a reconnu de la sorte que, à partir de la hauteur barométrique moyenne, la quantité d'oxygène contenue dans le sang artériel augmentait progressivement, mais très lentement, avec la pression. Les travaux de Fernet[1] nous avaient appris déjà que l'oxygène, dans le fluide

---

1. Fernet, *Du rôle des principaux éléments du sang dans l'absorption ou le dégagement des gaz de la respiration. Ann. des Sciences naturelles,* 4e série, Zoologie, t. VIII, p. 125 (1857).

sanguin, est combiné à l'hémoglobine et non simplement dissous; ce savant ajoutait même que la quantité d'oxygène fixée par le sang ne variait pour ainsi dire pas avec les changements de pression, tout au moins aux environs de la hauteur barométrique normale.

De ses nombreuses expériences Paul Bert conclut :

> Tout semble indiquer qu'il existe, correspondant aux environs de la pression normale, un point de saturation chimique de l'oxyhémoglobine, et qu'au delà il ne s'ajoute plus au sang que de l'oxygène dissous dans le sérum suivant la loi de Dalton..... Contentons-nous de constater, pour le moment, qu'un ouvrier qui travaille à la pression de deux ou de cinq atmosphères n'a pas beaucoup plus d'oxygène dans le sang qu'à la pression normale[1].

Voici les chiffres obtenus dans quelques-unes des expériences sur lesquelles l'auteur fonde cette conclusion. Je les extrais du tableau dressé à la page 660 de son ouvrage :

Oxygène contenu dans 100^{cc} *de sang artériel*

1 atmosphère	18^{cc} 3	2 atmosphères...		19^{cc} 1
—	19 4	3	—	20 9
—	18 4	3	—	20 0
—	28 3	5	—	20 6
—	22 8	5	—	23 9

Ces chiffres sont reproduits tels qu'ils décou-

1. Paul Bert, *La Pression barométrique*, p. 665.

lent des expériences faites par Paul Bert. Dans un second tableau, le même savant, partant de cette supposition que, sous la pression normale, 100^{cc} de sang artériel de chien renferment en moyenne 20^{cc} d'oxygène, calcule comme suit l'augmentation que feront subir à ce chiffre des pressions successivement croissantes :

Atmosphères	Richesse en O. de 100^{cc} de sang artériel
1	20^{cc} 0
2	20 9
3	21 6
5	22 7

Donc une pression de deux atmosphères n'enrichit le sang en oxygène que d'un vingtième à peine de la quantité normale, et on n'arrive à un excès d'un huitième qu'en portant la compression à cinq atmosphères.

Dans une seconde série d'expériences, Paul Bert[1] a opéré *in vitro* sur du sang défibriné, et cette vérification parallèle a conduit aux mêmes conclusions.

Ces expériences ayant été faites dans l'air comprimé, je crois bien faire en reproduisant les résultats conformes obtenus plus récemment par M. Quinquaud sur des chiens auxquels il faisait respirer de l'oxygène pur à la pression ordinaire[2].

---

1. Paul Bert, *loc. cit.*, p. 697 et suivantes.
2. Quinquaud, *Bulletin de la Société de Biologie*, 1884, p. 687.

Oxygène contenu dans 100^{cc} *de sang artériel.*

Expériences	Avant l'inhalation d'O.	Après l'inhalation d'O.
1	26^{cc} 2	28^{cc} 8
2	17 6	19 8
3	18 1	19 5
4	16 0	19 0
5	20 7	23 0
6	21 7	23 6
7	20 1	21 0
8	18 5	20 0
9	16 7	18 6

Les moyennes de ces deux colonnes sont de 19^{cc}6 pour la première et de 21^{cc}5 pour la seconde. Donc, par le fait de la respiration dans une atmosphère d'oxygène pur, le sang ne s'est enrichi en ce gaz que d'un dixième environ.

Dans une seule de ces expériences (exp. n° 1), M. Quinquaud a déterminé la capacité respiratoire du sang de l'animal, qui atteignait le chiffre considérable de 32^{cc}.

Ainsi, lorsqu'on place un animal soit dans l'air comprimé, soit dans l'oxygène pur, c'est à peine si l'on voit augmenter la quantité de ce gaz dans le sang artériel, et l'hémoglobine paraît rester encore en dessous de son point de saturation.

Or, les combustions intra-organiques ayant pour agent l'oxyhémoglobine et non l'oxygène libre, il semble qu'on aurait dû considérer toutes ces expériences comme une confirmation pure et simple des affirmations de Lavoisier et de MM. Regnault et Reiset. Aussi est-on surpris de trouver dans le même ouvrage de P. Bert le passage suivant, qu'en raison de son importance, je vais reproduire *intégralement :*

Phénomènes chimiques de la respiration dans l'air comprimé[1].

J'ai fait un certain nombre de tentatives pour essayer d'estimer la quantité d'acide carbonique formé par un animal placé tantôt à la pression normale, tantôt à une pression augmentée sans dépasser cinq atmosphères. Mais j'ai rencontré des difficultés expérimentales qui m'ont empêché d'arriver à une conclusion.

Pour tourner ces obstacles, j'ai employé, au lieu d'air comprimé, les atmosphères suroxygénées, et j'ai mis en usage, en le modifiant légèrement, l'appareil monté dans mon laboratoire par les deux préparateurs du cours, MM. Jolyet et Regnard, appareil qui est à la fois une simplification et un perfectionnement de l'appareil Regnault et Reiset.

Suit une description de l'appareil employé, pour laquelle je renvoie le lecteur à l'ouvrage.

Voici maintenant le détail des expériences :

Rat pesant 360 gr., habitué depuis une dizaine de jours à vivre dans la cloche, sous courant d'air, avec sa nourriture et sa boîte :

1° Le 23 décembre, à 3 heures, l'expérience commence dans l'air ordinaire.

Au bout de 24 heures on l'arrête ; on trouve que l'animal a consommé 12 l. 360 d'oxygène et formé 7 l. 310 d'acide carbonique. La température du rat avant l'expérience était de 38°5 ; elle est après de 38.

1. P. Bert, *La Pression barométrique,* p. 829 et suivantes.

2° Le 25 décembre, à 4 heures, on fait passer dans la cloche où est le rat et dans l'appareil un courant d'oxygène. Puis le système étant clos, on fait marcher pendant un quart d'heure les pipettes de manière à mêler l'air des divers récipients. On en prend alors un échantillon, qui donne 87.5 pour 100 d'oxygène.

Après 24 heures, arrêt de l'expérience ; la consommation de l'oxygène a été de 11 l. 352, la production de l'acide carbonique de 6 l. 964.

Température du rat : avant 38°, après 37°5.

3° Le 3 janvier, à 3 heures, refait l'expérience dans l'air ordinaire.

En 24 heures, la consommation d'oxygène a été de 12 l. 840, la production d'acide carbonique de 6 l. 820.

4° Le 5 janvier, à 3 heures, expérience dans l'air à 48.7 pour cent d'oxygène.

En 24 heures, la consommation d'oxygène a été de 13 l. 724, la production d'acide carbonique de 10 l. 320.

En résumé, si nous transformons les richesses centésimales en oxygène dans leurs équivalences de pression barométrique, nous dirons qu'il y a eu :

à 1 atmosphère	12l 60 d'O.	consommé	7l 06 de Co^2	formé
à 2, 3 —	13l 72	—	10l 32	—
à 4, 2 —	11l 35	—	6l 96	—

L'activité des combustions organiques a donc été en augmentant d'abord, pour diminuer ensuite après avoir passé par un maximum qui est probablement placé au-dessus de deux atmosphères.

Je laisse de côté quelques essais faits sur des grenouilles et dont les résultats auraient également appuyé cette conclusion.

La première chose qui frappe dans cette assertion, absolument en contradiction avec les conclusions de Lavoisier et celles de MM. Regnault et Reiset, c'est le petit nombre d'expériences sur lesquelles elle repose. Il y en a quatre en tout, dont deux dans l'air ordinaire et deux dans l'air suroxygéné à deux titres différents, et Paul Bert croit pouvoir en déduire une loi comportant un maximum !

L'étonnement croît encore si l'on analyse ces expériences.

En calculant pour chacune d'entre elles les valeurs du quotient respiratoire $\frac{CO^2}{O}$ on arrive aux chiffres suivants :

Expérience	n° 1 (air ordinaire).......	0.59
—	n° 2 (air à 87 5 0/0 d'O.)...	0.61
—	n° 3 (air ordinaire)........	0.53
—	n° 4 (air à 48 7 0/0 d'O.)...	0.75

Les chiffres correspondants aux trois premières expériences me paraissent inacceptables ; chez un rat nourri exclusivement de graisse, le rapport $\frac{CO^2}{O}$ est toujours plus élevé. (Il est voisin de l'unité chez le rat nourri de pain.)

Ce n'est pas tout. Même en admettant ces chiffres, on arrive à ce résultat invraisemblable que, dans l'expérience n° 4, l'augmentation des combustions respiratoires se serait traduite par une exhalation plus forte d'acide carbonique, accompagnée d'un accroissement presque insensible de la consommation d'oxygène.

Enfin Paul Bert ne nous donne aucune indication sur la température régnant sous la cloche pendant chaque expérience. Or on sait qu'il suffit d'une différence de deux ou trois degrés dans la température extérieure pour modifier d'une façon très sensible les chiffres de l'acide carbonique produit et de l'oxygène absorbé (Le Tellier[1]).

Telles sont les objections que m'ont paru soulever les expériences que je viens de citer ; et il m'a semblé que l'étude de la question méritait d'être reprise.

1. Le Tellier, *Ann. de Chim. et de Phys.* (3), t. XIII, p. 478.

CHAPITRE III.

Recherches de l'auteur. — Description de l'appareil employé.

Lavoisier a posé les règles à suivre pour étudier les phénomènes chimiques de la respiration sur un être vivant enfermé dans un espace clos bien isolé de l'atmosphère.

Il faut pour cela, d'après l'illustre chimiste :

1° Enlever à cet air, par la chaux ou mieux par la potasse, la proportion d'acide crayeux aériforme qu'il contient ;

2° Lui rendre une quantité d'air salubre égale à celle qu'il a perdue.

Cette méthode a été suivie par Lavoisier dans les expériences qu'il fit sur la respiration avec Gilbert Seguin, lequel se soumit personnellement à un certain nombre d'essais. Malheureusement nous n'avons aucun détail sur le dispositif employé par ces deux savants.

Ces prescriptions fondamentales ont été suivies à la lettre par MM. Regnault et Reiset dans la construction du bel appareil qu'ils ont employé dans leurs recherches classiques sur la respiration, et, après eux, tous les expérimentateurs n'ont fait que modifier plus ou moins avantageusement leur modèle, tout en conservant son principe.

Ainsi ai-je fait moi-même en établissant l'appareil que je vais décrire et qui m'a servi pour mes études (fig. 1).

Les principaux changements apportés dans l'agencement des diverses parties consistent surtout :

1° Dans l'emploi d'un moteur basé sur le principe de la fontaine intermittente ;

2° Dans l'interposition entre la cloche et les pipettes d'un système de barboteurs garnis de potasse, système qui assure plus complètement l'absorption de l'acide carbonique, détermine un courant régulier toujours dans le même sens des gaz à purifier, en les dépouillant complètement de tout principe organique nuisible[1].

A. — *Absorption de l'acide carbonique.*

Deux règles métalliques R R' (fig. 1), reliées entre elles et rendues solidaires par des traverses T T', portent à leurs extrémités quatre anneaux mobiles sur un axe horizontal perpendiculaire aux règles.

---

1. « Perspirabile retentum », Poison pulmonaire de Brown-Sequard et d'Arsonval, Comptes rendus, 28 nov. 1887.

Ces deux règles peuvent osciller sur un axe

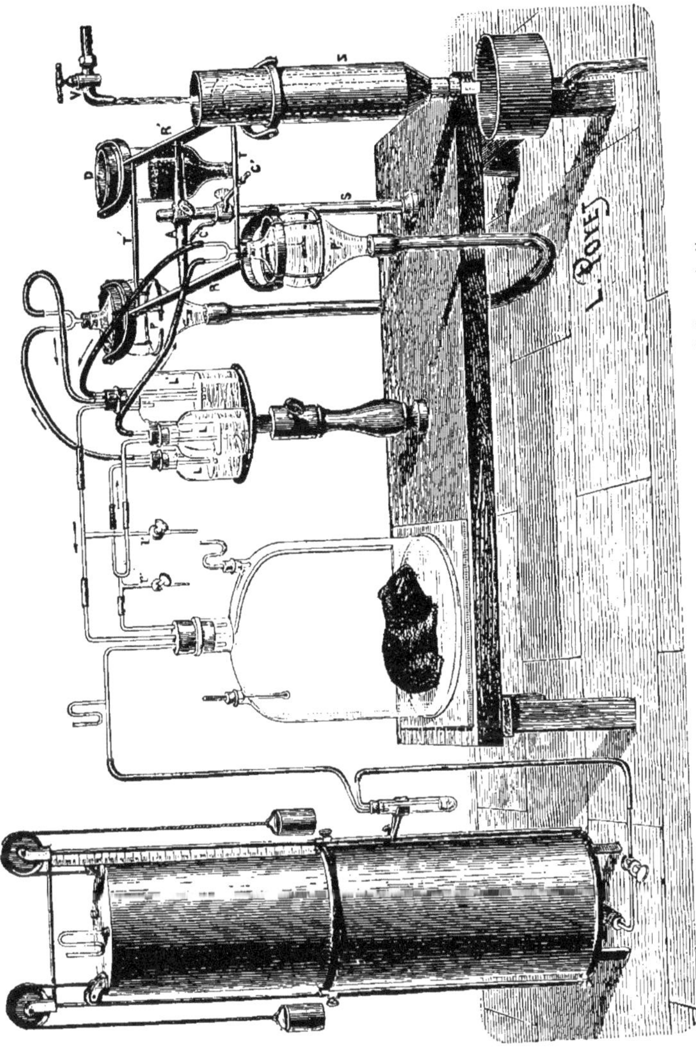

Fig. 1. — Appareil pour l'étude des phénomènes chimiques de la respiration.

central A ; mais leur mouvement se limite à volonté au moyen d'une tige mobile C C', sur les deux bouts de laquelle viennent buter les traverses. La tige mobile C C' et l'axe central A peuvent glisser le long d'un fort montant cylindrique S, au moyen d'anneaux munis de vis de pression permettant de les fixer aux hauteurs voulues.

Aux deux anneaux de la règle R sont fixées par des bagues échancrées, pourvues de courroies, les pipettes à potasse P P', qui ont chacune une capacité de 500^{cc}, et qui communiquent entre elles par un gros tube de caoutchouc fixé sur leurs tubulures inférieures.

L'autre règle R' porte à l'une de ses extrémités une cloche à douille D, convenablement lestée avec du gros plomb, et à l'autre extrémité une fontaine intermittente en zinc Z, ayant une capacité totale de deux litres, et munie d'un siphon de verre présentant un diamètre intérieur bien régulier de 0^{m}016 à 0^{m}018.

Il est maintenant très facile de comprendre le jeu du moteur. Supposons d'abord le système mobile dans une position inverse de celle que représente la figure, c'est-à-dire incliné du côté de la cloche à douille ; la pipette P sera pleine et la pipette P' sera vide. Faisons couler dans la fontaine intermittente Z un courant d'eau convenablement réglé au moyen du robinet à vis V : il arrivera un moment, quand l'eau aura atteint un certain niveau, où son poids entraînera tout le système mobile sur l'axe A, et le fera basculer de C en C'. Toute la solution de potasse passera alors de P en P'; puis l'eau continuant à monter dans le vase Z, le siphon finira par être recouvert, s'amorcera et videra très rapidement la fontaine intermittente. A cet instant la cloche à douille chargée de plomb faisant contrepoids entraînera tout l'appareil en sens inverse et le fera basculer jusqu'en C, la potasse repassera de P' en P, puis le vase Z se remplissant à nouveau, le mouvement contraire se reproduira derechef, et ainsi de suite.

J'ai pu arriver de la sorte, avec un moteur bien construit et convenablement équilibré, à produire à la minute trois mouvements oscillatoires doubles, ce qui, étant donné le volume des pipettes, correspond à une ventilation de 180 litres à l'heure. La dépense d'eau en ce laps de temps était de 300 litres environ, soit de sept à huit mètres cubes en vingt-quatre heures. Il est absolument nécessaire, ce qu'un peu de pratique apprend bien vite à réaliser, que les mouvements oscillatoires ne soient pas trop brusques et que, durant l'intervalle d'une oscillation simple, la pipette soulevée ait toujours le temps de se vider complètement avant le mouvement inverse de bascule. Ces résultats s'obtiennent aisément en réglant avec soin, une fois pour toutes, la vitesse d'écoulement de l'eau et la masse du contrepoids.

Afin d'assurer l'absorption complète de l'acide carbonique, je place, entre la cloche où séjourne l'animal et les pipettes, trois laveurs à potasse L L L'; l'air vicié par la respiration est ainsi forcé de barboter dans une lessive alcaline concentrée avant son entrée dans les pipettes, puis à leur sortie; après avoir suivi le chemin indiqué par les flèches, il retourne à la cloche entièrement dépouillé d'acide carbonique.

Dans les deux petits laveurs L L, le tube plongeur communique avec la cloche, et l'autre coupé au ras du bouchon avec l'une des deux pipettes au moyen de tubes de caoutchouc; le grand laveur L', au contraire, est fermé par un bouchon de caoutchouc à trois trous qui donne passage à deux tubes plongeant dans la potasse, en rapport chacun avec l'une des pipettes P P', et à un troisième, coupé au niveau du goulot et raccordé avec la cloche dans laquelle il ramène l'air purifié par son passage à travers les appareils absorbants. Les deux robinets de verre R R' servent à prélever, pour les soumettre à l'analyse, des échantillons de cet air soit avant, soit après sa purification.

B. — *Cloche renfermant l'animal.*

J'emploie une cloche à douille rodée, s'appliquant exactement sur un plan de glace dépolie.

Cette cloche a une capacité de 11 litres ; c'est la plus grande dimension qu'on rencontre couramment dans le commerce.

La tubulure centrale est fermée par un gros bouchon de caoutchouc qui donne passage à trois tubes ; le premier, sur lequel est branché le robinet r', constitue la prise d'air de l'appareil condenseur de l'acide carbonique; le second, qui plonge assez bas dans la cloche, y ramène l'air purifié ; le troisième, enfin, communique avec le réservoir d'oxygène destiné à remplacer au fur et à mesure celui qui est absorbé par l'animal, et à maintenir ainsi dans la cloche une atmosphère de composition sensiblement constante.

Les deux petites tubulures latérales donnent passage l'une à un thermomètre, l'autre à un petit manomètre à eau. On peut se passer de ces tubulures en soudant le manomètre sur l'un des tubes coudés traversant la douille, et en fixant le thermomètre sur la paroi intérieure de la cloche.

Il n'a pas été nécessaire d'entourer d'eau la cloche renfermant l'animal, car mes expériences ont été faites dans une grande pièce non chauffée, dans laquelle la température ne variait que fort peu pendant la durée d'une expérience.

C. — *Gazomètre à oxygène.*

J'ai remplacé les ballons pleins d'oxygène et les réservoirs de solution saturée de chlorure de calcium, qu'employaient MM. Regnault et Reiset, par un petit spiromètre à cuve annulaire étroite, pouvant emmagasiner 12 litres de gaz et construit en tous points sur le même modèle que les grands gazomètres, dont je donnerai la description au début du chapitre suivant.

Le volume d'oxygène renfermé dans ce spiromètre peut se lire à chaque moment au moyen d'un index qui, fixé à la cloche métallique, se meut le long d'une règle portant une division en décilitres. Les divisions sont assez espacées pour permettre de faire la lecture à 10^{cc} près, ce qui suffit largement.

L'oxygène appelé dans la cloche, en raison du vide qu'y produit l'absorption de l'acide carbonique par les barboteurs, traverse bulle à bulle un petit laveur en verre soufflé formant soupape.

Dans mes expériences sur la respiration dans l'air suroxygéné, la cuve annulaire était remplie avec de l'eau distillée ; depuis, j'ai trouvé plus avantageux de la remplir avec de l'huile fluide de vaseline[1].

1. Ce liquide, absolument incolore et inodore, consiste en pétrole lourd du Caucase ; convenablement purifié, sa densité est de 0,870.

CHAPITRE IV.

Purification de l'Oxygène employé en inhalations ou dans les expériences sur la respiration.

L'oxygène destiné aux inhalations ou au genre de recherches qui nous occupe doit être parfaitement purifié. Tel qu'on l'obtient généralement par la calcination, dans une cornue de fonte lutée au plâtre, d'un mélange à parties égales de chlorate de potasse et d'oxyde rouge de manganèse, il renferme non seulement de l'acide carbonique et des composés oxygénés du chlore, mais encore 1 à 2 0/0 d'azote, et cela quelles que soient les précautions qu'on ait prises pour balayer l'air contenu dans l'appareil par le gaz dégagé en premier lieu. Cette faible proportion d'azote provient du passage, par endosmose, de l'air extérieur à travers les parois de la cornue de fonte portée au rouge.

On pourrait éviter cet inconvénient en préparant l'oxygène par calcination du chlorate de potasse pur, et sans mélange d'oxyde, dans des cornues de verre ; ce procédé semble avoir été employé par MM. Regnault et Reiset ; mais outre qu'il est quelque peu dangereux, il ne peut être que très difficilement utilisé pour l'obtention d'un grand volume d'oxygène.

Cette dernière objection s'applique également au procédé de MM. Jolyet et Regnard, qui préparaient ce gaz par électrolyse de l'eau[1].

Fort heureusement, il n'est pas indispensable de faire usage d'un gaz absolument exempt d'azote. Pourvu que la teneur en cet élément ne dépasse pas deux pour cent, il suffit de la déterminer au moyen d'une analyse endiométrique et d'en tenir compte dans les expériences, ce qui ne complique pas beaucoup les calculs.

Aussi je me suis borné à employer le procédé classique de préparation de l'oxygène, mais en apportant un soin particulier à éliminer toute trace d'acide carbonique et de composés oxygénes du chlore.

Dans ce but j'emmagasinais le gaz, au sortir de la cornue de Salleron, dans l'un des deux gazomètres à cuve annulaire, représentés fig. 2, que je décrirai en détail parce qu'ils m'ont également servi à des essais sur la respiration dont il sera question plus bas.

Ces gazomètres ne diffèrent des appareils à cloche généralement en usage que par ce point spécial : leur cuve, au lieu d'être formée par un cylindre simple, se compose de deux cylindres

1. P. Regnard, *Recherches expérimentales sur les variations pathologiques des combustions respiratoires,* Paris, 1879.

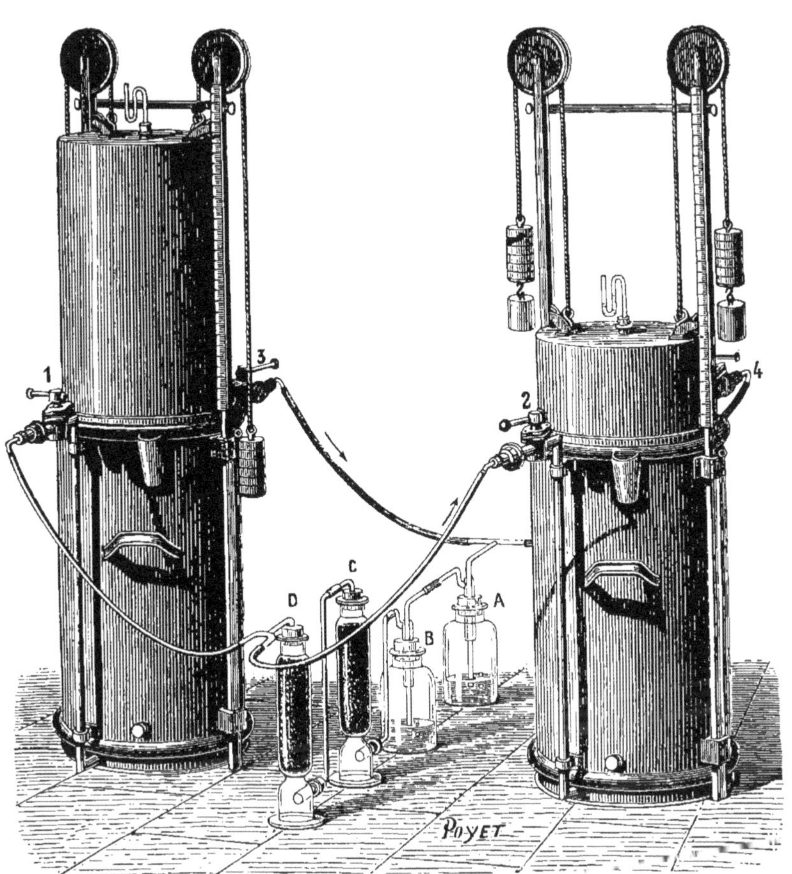

Fig. 2. — Gazomètres accouplés pour la purification de l'oxygène.

concentriques de diamètres très rapprochés (fig. 3). Le plus petit intérieur, fermé par en haut, remplit presque entièrement la cavité de l'autre, auquel il est soudé par en bas, de sorte qu'entre les deux se trouve comprise une rainure annulaire très étroite, pleine d'eau ou de tout autre liquide, dans laquelle peut glisser la cloche. Cette disposition présente le grand avantage de n'exiger, pour isoler de l'atmosphère des volumes de gaz considérables, qu'une très faible quantité de liquide, laquelle ne détermine en conséquence, par son contact avec la masse gazeuse, que des phénomènes de dissolution ou de diffusion insensibles ou très faibles. Ces effets peuvent, du reste, être absolument évités en remplaçant, dans la cuve, l'eau distillée par un liquide approprié. Celui que j'ai désigné précédemment sous le nom d'huile de vaseline donne les meilleurs résultats.

Fig. 3.
Coupe de la cuve à eau.

Les dimensions que j'ai fait donner à ces gazomètres sont les suivantes, qui m'ont paru répondre le mieux à toutes les indications :

Diamètre du cylindre intérieur.. .	49	centimètres
— — extérieur. .	51	—
— de la cloche..	40	—
Hauteur commune.	1	—

Construits sur ces mesures, ces gazomètres peuvent emmagasiner environ 150 à 160 litres de gaz.

Je passe rapidement sur les autres détails de leur construction, qui ne présentent, du reste, rien de nouveau.

De chaque côté de la cuve sont fixées deux tiges de fer en U, dans les rainures desquelles glissent les roulettes de deux godets soudés à la cloche, et lui servant de conducteurs dans ses mouvements d'ascension ou de descente. Ces deux tiges, pour assurer leur rigidité, sont réunies à leur partie supérieure par une traverse mobile. Sur les deux poulies fixées à leurs extrémités s'enroulent les cordes portant les contrepoids de la cloche. Ces contrepoids sont formés de chaque côté par cinq disques de plomb échancrés. On peut donc en faire varier la masse à volonté.

Les deux montants en fer ne sont pas fixés à demeure sur la cuve, ce qui facilite le démontage et le transport de l'appareil ; l'un d'eux porte une règle munie d'une division en litres, sur laquelle se meut un index soudé à la cloche.

Deux tubes en cuivre recourbés en U viennent d'une part s'ouvrir sous la cloche à la face supérieure du cylindre interne de la cuve, et se terminent extérieurement par des robinets à gaz dits d'arrêt.

La cloche porte une tubulure médiane sur laquelle on fixe, au moyen d'un bouchon de caoutchouc, un petit manomètre à eau. Enfin la cuve est munie de deux poignées servant au transport, d'un petit robinet inférieur pour la vidange et d'un entonnoir latéral pour l'introduction du liquide isolant.

Ces gazomètres peuvent être construits en zinc verni ; mais il est préférable de les faire établir en cuivre rouge, qui devra être étamé dans toutes les parties en contact avec le liquide isolant ou le gaz renfermé dans la cloche ; ce dernier mode de construction est indispensable lorsqu'on veut employer ces appareils à l'étude de la respiration chez l'homme.

Pour l'usage auquel nous le destinons, c'est-à-dire pour la purification de l'oxygène, on dispose, ainsi que le représente la figure, les deux gazomètres à un mètre l'un de l'autre ; la cuve de celui de droite, dans lequel on conservera définitivement l'oxygène purifié, est remplie avec l'huile de vaseline, et celle de l'autre tout simplement avec de l'eau.

Dans l'intervalle laissé libre on place d'abord deux flacons laveurs AB contenant jusqu'au tiers de leur hauteur, le premier de la lessive de potasse à 40° Baumé, et le second une dissolution concentrée d'hyposulfite de soude.

Viennent ensuite deux éprouvettes à dessécher pleines de pierre ponce en gros fragments qu'on humecte avec les mêmes liquides employés dans le même ordre. Un tube en T et des caoutchoucs relient le flacon A aux robinets 3 et 4, tandis qu'à l'aide d'une fourche l'éprouvette D est mise en rapport avec les robinets 1 et 2.

Je n'insisterai pas sur les précautions à prendre pour balayer les tubes et ce que j'appellerai les espaces nuisibles des gazomètres, ainsi que les laveurs et les éprouvettes avec l'oxygène dégagé en premier lieu. La seule inspection de la figure permet de voir que la chose est facile.

Supposons ce point réalisé et le gazomètre de gauche plein de gaz brut.

Toute l'opération revient maintenant à faire passer alternativement la masse gazeuse d'un gazomètre dans l'autre, en l'obligeant à traverser chaque fois la série des appareils absorbants. Pour cela on enlève les contrepoids du gazomètre de gauche, renfermant l'oxygène brut, et on surcharge au contraire, au moyen de masses de plomb supplémentaires, ceux du gazomètre de droite ; puis on ouvre les robinets 2 et 3, les deux autres restant fermés. L'oxygène passe alors bulle à bulle, du premier gazomètre qui se vide, dans le second qui se remplit.

Cela fait, on renverse le sens du courant gazeux en fermant les robinets 2 et 3, ouvrant ceux désignés par les numéros 1 et 4, et en disposant inversement les contrepoids. Cette opération est répétée plusieurs fois ; finalement on emmagasine l'oxygène ainsi purifié dans le gazomètre dont la cuve est remplie avec de l'huile de vaseline ; on peut alors conserver longtemps ce gaz sous pression légèrement augmentée, sans que l'analyse endiométrique révèle aucun changement dans sa composition.

J'ai employé dernièrement deux autres moyens pour conserver sous un titre invariable l'oxygène destiné à mes études physiologiques.

Le premier consiste à extraire du gazomètre l'oxygène préparé et purifié comme il vient d'être dit, avec une pompe aspirante et foulante de Golaz, et à le comprimer à sept ou huit atmosphères dans un des ingénieux récipients métalliques imaginés par la maison Brin frères. Ces récipients, fort bien construits, tiennent parfaitement la pression pendant un mois et plus sans perte notable ; ils n'occupent dans le laboratoire qu'une place minime. Notons en passant que la manœuvre de la pompe de compression est assez pénible.

Le second moyen, indiqué récemment par M. le docteur M. Dupont[1], consiste à obtenir l'oxygène pur nécessaire aux expériences, au moment même du besoin, en décomposant à froid, à l'aide du bioxyde de manganèse, l'eau oxygénée à 40 ou 50 volumes, préparée suivant le

---

1. M. Dupont, *Bulletin de Thérapeutique*, 1887, 2e sem., p. 300.

procédé de M. le professeur Hanriot[1]. En prenant toutes les précautions nécessaires (emploi de l'eau bouillie, balayage complet de l'appareil très simple), on peut arriver à obtenir de l'oxygène sensiblement pur et exempt d'azote.

Enfin, je rappellerai ici que j'ai pu employer mes deux gazomètres accouplés non seulement à la purification de tout autre gaz, mais aussi à la préparation de grandes quantités d'azote au moyen de l'air atmosphérique[2]. Il suffit pour cela, après avoir rempli d'air un des deux gazomètres, et garni les appareils absorbants d'hydrosulfite de soude, de répéter quatre à cinq fois la manœuvre indiquée pour la purification de l'oxygène.

---

1. Hanriot, *Bulletin de la Société chimique*, 1885, t. I, p. 468.
2. De Saint-Martin, *Bulletin de la Société chimique*, 1883, t. I, p. 377.

CHAPITRE V.

Marche d'une expérience. — Dosage de l'acide carbonique.

Après avoir décrit l'appareil employé, ainsi que les moyens propres à se procurer l'oxygène nécessaire, je vais indiquer avec soin la marche à suivre pour mener à bonne fin une expérience complète.

Les expériences de ce genre sur la respiration sont à ranger parmi les plus difficiles et les plus délicates que présente l'étude de la chimie biologique. Il suffit d'omettre une seule précaution pour perdre le fruit de nombreuses heures de travail. Chacune d'elles une fois terminée, il faut encore exécuter un dosage d'acide carbonique par pesée et deux ou trois analyses de gaz avant de pouvoir, à l'aide de longs calculs, en déduire les résultats définitifs. Je crois donc bien faire en décrivant, méticuleusement peut-être, les tours de main qui m'ont réussi.

On commence par remplir le spiromètre d'oxygène dont la teneur en azote a été déterminée par l'analyse endiométrique. Puis on verse, dans chacun des petits laveurs L, 75^{cc}

d'une solution de potasse caustique à 40° Baumé, dans laquelle on a préalablement dosé l'acide carbonique par le procédé qui sera décrit plus bas. Le grand laveur L[1] reçoit 150^{cc} de la même lessive. Enfin on en introduit, dans le système des deux pipettes communiquantes, 200^{cc} additionnés de 500^{cc} d'eau distillée récemment bouillie[1].

Les bouchons une fois remis en place, l'animal est placé sous la cloche, soit directement, soit enfermé dans une petite cage ; le bord rodé de la cloche, bien graissé d'abord, est solidement appliqué sur la plaque de verre dépolie, puis encore recouvert sur son pourtour d'une forte bordure annulaire de suif.

Durant cette opération on produit dans la cloche une forte ventilation (600 litres à l'heure) au moyen d'une trompe soufflante à eau de Lyonnet ou de tout autre appareil ventilateur.

Si l'animal doit séjourner dans une atmosphère artificielle riche en oxygène, on remplace

---

1. Voici quelles sont les capacités de ces diverses pièces :

Grand laveur L1	500^{cc}
Petits laveurs L, chacun	250
Pipettes, chacune.	500
Tube de caoutchouc qui les réunit .	200

J'ai reconnu depuis, par des analyses effectuées séparément, que l'absorption de l'acide carbonique se faisait surtout dans les barboteurs. On pourrait donc ne mettre simplement dans les pipettes que de l'eau distillée seulement, sans addition de lessive alcaline.

le courant d'air par un courant d'oxygène de même débit, fourni par le gazomètre dans lequel on a emmagasiné ce gaz; à la sortie de la cloche, l'oxygène et l'air balayé par lui sont reçus dans un second gazomètre. Le gaz ainsi recouvré est évidemment moins riche; mais il pourra néanmoins servir, dans une expérience subséquente, à préparer une atmosphère moins oxygénée; on aura soin toutefois de le débarrasser des traces d'acide carbonique provenant de la respiration du sujet, en le faisant repasser dans le premier gazomètre après barbotage dans les appareils purificateurs A B C D.

Cela fait, à un moment précis qu'on note, on interrompt la ventilation de la cloche par la trompe ou par le courant d'oxygène, et l'on fixe rapidement, sur les trois tubes de la grosse tubulure médiane, les caoutchoucs de jonction avec le réservoir d'oxygène et le système des laveurs à potasse. On doit s'assurer que tous les joints tiennent bien. Les caoutchoucs, dans leurs points de jonction avec les tubes de verre, sont recouverts d'une bande de caoutchouc enroulée et ligaturée. Il ne reste plus qu'à mettre les pipettes en marche et qu'à ouvrir le robinet du réservoir d'oxygène. On voit alors, après chaque mouvement oscillatoire des pipettes, l'oxygène pénétrer bulle à bulle dans la cloche pour remplacer l'acide carbonique absorbé dans les laveurs. La pression dans tout l'appareil devra être maintenue très légèrement inférieure à celle de l'atmosphère (1^{mm} ou 2^{mm} d'eau en moins environ), ce qui s'obtient en réglant convenablement, à l'aide du contrepoids, la pression de l'oxygène dans le spiromètre.

Après un quart d'heure de marche, si l'on opère dans l'air suroxygéné, on prélève un échantillon du gaz renfermé dans l'appareil, dont la composition, désormais homogène, est déterminée par une analyse gazométrique.

Dès lors l'expérience peut être abandonnée à elle-même sans aucune surveillance. Dans les nombreuses analyses auxquelles j'ai soumis l'air renfermé dans la cloche, soit dans le cours, soit à la fin d'un essai, la proportion d'acide carbonique ne s'est élevée qu'à 0,5 0/0 en moyenne, tandis que dans les expériences de MM. Regnault et Reiset, faites sans interposition de barboteurs, elle atteignait fréquemment 4 à 5 pour cent.

Il est bon de répéter à deux ou trois reprises, au cours de chaque expérience, le petit essai suivant qui permet de vérifier si les nombreux joints de l'appareil tiennent bien. On ferme le robinet du spiromètre qui fournit l'oxygène, et on laisse se produire quelques mouvements oscillatoires des pipettes P P'; l'absorption de l'acide carbonique produisant un vide que l'arrivée de l'oxygène ne vient plus compenser, on voit le manomètre à eau fixé sur la cloche indiquer dans celle-ci une pression successivement décroissante. Quand la différence de niveau entre les deux branches atteint 20 à 25 millimètres, on ferme à son tour le robinet à vis N, qui gouverne l'écoulement de l'eau dans la fontaine intermittente. Les pipettes s'arrêtent alors et, si l'appareil tient bien, le manomètre, sauf quelques faibles oscillations, dues à la respiration de l'animal, reste stationnaire. On rouvre alors le robinet du spiromètre, la pression primitive se rétablit par l'afflux de l'oxygène, et on remet les pipettes en marche.

Lorsque le moment est venu de terminer l'expérience, il suffit d'arrêter le mouvement des pipettes, de fermer le robinet du spiromètre et de prélever rapidement par le robinet r', au moyen d'une pipette spéciale qui sera décrite et représentée plus bas, un échantillon de l'air contenu dans la cloche.

On lit sur la règle divisée le volume d'oxygène restant dans le spiromètre ; ce volume et celui qu'il contenait au début sont ramenés, par le calcul à l'état sec, à 0° et 760^{mm} de pression. Leur différence, pour une double raison, ne représente pas exactement l'oxygène que l'animal a consommé. D'abord, ainsi que nous l'avons dit au chapitre précédent, l'oxygène renferme un peu d'azote dont il faut retrancher le volume de celui qu'exprime cette différence. En outre une deuxième correction, toujours additive, résulte de ce que la quantité d'oxygène contenue dans la cloche est constamment plus faible à la fin qu'au début. Nous reviendrons sur ce point au chapitre suivant, et nous indiquerons le moyen de calculer cette correction à l'aide de l'analyse gazométrique de l'air final.

Cette analyse accusera toujours aussi une certaine proportion d'acide carbonique, dont il faudra également calculer le poids pour l'ajouter à celui du même gaz que la potasse a condensé. Voyons maintenant comment il convient de procéder à l'analyse des liqueurs alcalines.

Dosage de l'acide carbonique absorbé par la potasse.

J'ai donné la préférence au procédé par pesée, auquel MM. Regnault et Reiset avaient eu également recours. L'appareil que j'ai employé dans ce but diffère toutefois un peu du leur.

On commence par réunir, dans un ballon jaugé de 1500^{cc}, toutes les liqueurs alcalines contenues dans les barboteurs LL, L', et dans les pipettes ; puis on achève de remplir ce ballon avec de l'eau distillée récemment bouillie, employée, par fractions successives, à rincer méthodiquement ces vases, afin de n'y pas laisser trace de potasse. Le ballon est ensuite rempli jusqu'au trait et bien agité.

L'analyse s'exécute sur la dixième ou la vingtième partie du liquide ainsi obtenu, c'est-à-dire sur 75 ou 150 centimètres cubes qu'on me-

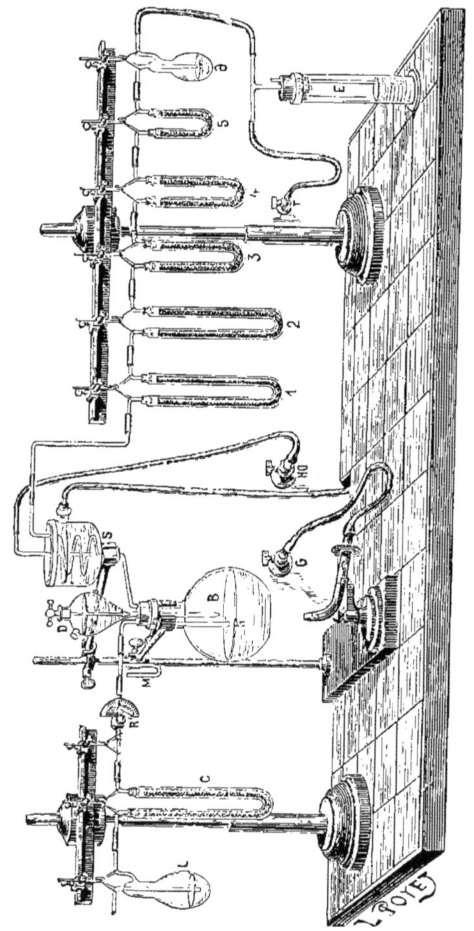

Fig. 4. — Appareil pour le dosage de l'acide carbonique.

sure avec une pipette bien jaugée et qu'on verse dans le tube à boule de l'appareil représenté ci-contre (fig. 4).

Le laveur L et le tube C renferment, le premier : une lessive de potasse, le second : de la ponce potassée, et sont destinés à dépouiller de toute trace d'acide carbonique l'air nécessaire pour balayer l'appareil à la fin de l'opération. Ce courant d'air peut être réglé à volonté au moyen du robinet à cadran R. Le ballon B reçoit de l'acide sulfurique étendu (20^{cc} SHO^4 et 120^{cc} H^2O^2). On y fait tomber goutte à goutte, en soulevant légèrement la baguette rodée du tube à boule D, la fraction de lessive alcaline soumise à l'analyse. Le ballon est constamment chauffé, le liquide qu'il contient doit être porté à l'ébullition pendant quelques minutes à la fin de l'analyse, lorsque toute la potasse et l'eau employée à laver le tube à boule auront entièrement pénétré en B.

L'acide carbonique humide, mêlé d'air qui se dégage, traverse d'abord un petit serpentin S, où la majeure partie de la vapeur d'eau se condense, puis deux tubes 1, 2, pleins de ponce sulfurique, où la dessiccation se complète, et enfin les tubes 3, 4 et 5, où il est retenu.

Ces tubes sont remplis dans leurs trois quarts antérieurs avec de la chaux sodée granulée ou avec de la ponce alcaline préparée d'après les indications d'Ulgrenn, et dans le dernier quart avec du chlorure de calcium finement granulé. On les tare avant et après chaque dosage, et leur augmentation de poids représente évidemment l'acide carbonique total contenu dans la portion de liquide alcalin soumise à l'analyse.

Le petit laveur 6 renferme un peu d'acide sulfurique ; la soupape de Muller E, en communication, par une des branches de son tube en T, avec le laveur 6 et, par l'autre, avec une trompe de Golaz, maintient dans tout l'appareil une pression légèrement inférieure à celle de l'air extérieur, et mesurée par le manomètre M.

Quand toute la potasse a pénétré dans le ballon, on fait bouillir son contenu, on ouvre au point voulu le robinet à cadran, et l'on fait lentement traverser l'appareil par 2 ou 3 litres d'air, tout en maintenant doucement l'ébullition, pour entraîner dans les appareils absorbants les dernières traces d'acide carbonique.

Si l'opération est bien conduite, le tube 5 ne devra accuser qu'une très faible augmentation de poids (5 à 6 milligr.).

Le chiffre de l'acide carbonique ainsi obtenu devra être multiplié par 10 ou par 20, selon qu'on aura employé 150 ou 75^{cc} de liqueur alcaline ; mais il faudra déduire, du chiffre ainsi obtenu, la quantité d'acide carbonique préexistant dans les 500^{cc} de potasse qui ont servi à garnir les laveurs et les pipettes, quantité que l'on aura dosée une fois pour toutes dans un essai préalable exécuté avec le même appareil.

La chaux sodée ou la ponce potassée sont bien vite hors d'usage, et il est prudent de ne les faire servir qu'une fois. Aussi je remplace maintenant avec avantage les tubes 3, 4 et 5 par le système employé dans les analyses organiques

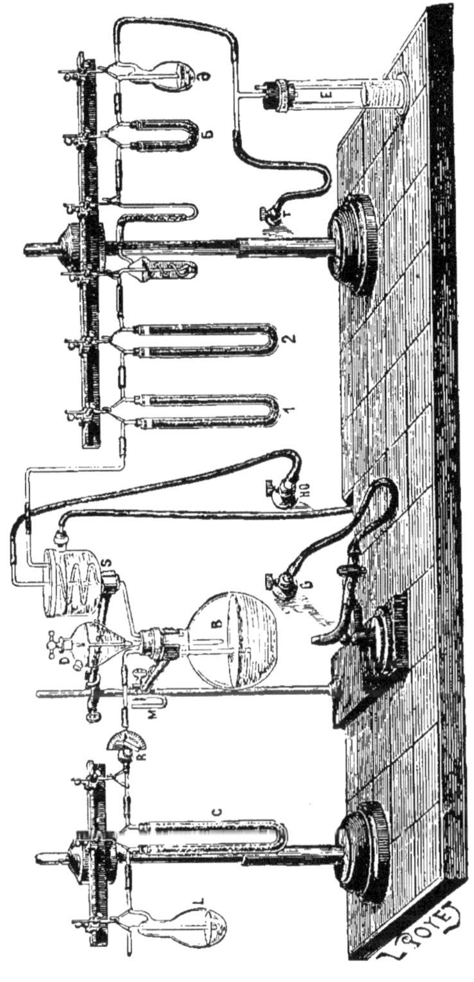

Fig. 5. — Appareil modifié pour le dosage de CO^2.

et composé: 1° d'un tube de Maquenne dans lequel on verse 20^{cc} de potasse concentrée ;

2° d'un petit tube plein de potasse fondue en pastilles (fig. 5).

Ce système condenseur peut servir deux fois ; mais comme il oppose plus de résistance au passage des gaz, il faut remplacer l'eau par le mercure dans la soupape de Muller, ou, si l'on veut conserver l'eau, donner à l'éprouvette E une hauteur beaucoup plus grande.

CHAPITRE VI.

Analyses gazométriques. — Calcul des résultats d'une expérience.

La composition centésimale de l'atmosphère de la cloche doit être exactement connue tant au début qu'à la fin de chaque expérience, ce qui exige un certain nombre d'analyses gazométriques portant sur l'air final, sur l'oxygène renfermé dans le spiromètre, et, de plus, sur l'air initial, chaque fois que l'on opère dans l'air suroxygéné.

Ces analyses gazométriques doivent être exécutées avec précision, car ce sont elles qui permettent de calculer les corrections dont nous avons parlé ; en outre, l'analyse de l'air final sert à vérifier une fois de plus si tous les joints de l'appareil ont bien tenu durant l'expérience. En effet, comme on opère toujours sous pression diminuée, la proportion finale de l'azote, déduction faite de celui que l'oxygène fourni par le spiromètre a forcément introduit sous la cloche, sera évidemment plus considérable que celle contenue dans l'atmosphère du début, s'il est entré de l'air dans l'appareil[1].

J'exécute toutes mes analyses sur le mercure en employant la méthode gazométrique de Doyère, avec les perfectionnements apportés aux instruments primitifs de ce chimiste par MM. Salet et Riban.

Toutes les pièces servant à mesurer les gaz portent une simple division millimétrique et ont été jaugées au mercure par moi-même avec le plus grand soin.

Les échantillons de gaz nécessaires sont prélevés au moyen d'une pipette de Salet munie d'un robinet à trois voies (la figure 6 ci-contre de cet appareil dispense de toute description) et immédiatement poussés dans un tube à renflement ayant en totalité la même capacité que la boule A de la pipette (environ 90^{cc}), fig. 6, T.

1. Cette conclusion n'est rigoureusement vraie qu'à la condition d'admettre que le sujet, durant l'expérience, n'absorbe ni n'exhale d'azote. On sait que MM. Regnault et Reiset ont conclu de leurs recherches qu'il y a le plus souvent exhalation d'une petite quantité de ce gaz. Mais leurs résultats, comme les miens, portent sur l'ensemble des phénomènes de la respiration et de la perspiration cutanée, y compris l'émission des gaz intestinaux. Or, MM. Jolyet, Bergognié et Sigalas (*Comptes rendus Acad. des Sciences,* 17 octobre 1886), en étudiant la respiration seule, sont arrivés récemment à un résultat inverse. J'ai obtenu dans mes expériences tantôt un excès, tantôt une diminution d'azote ; mais la différence est toujours restée dans les limites des erreurs d'expérience ou des variations inconnues que pouvait présenter la masse gazeuse intestinale.

La forme de ce tube permet le maniement, sur la cuve de Doyère, d'un pareil volume d'air et sa mesure précise, tant avant qu'après l'absorption de l'acide carbonique par la potasse, ses dimensions ayant été calculées pour que dans l'un et l'autre cas le mercure affleure dans la partie rétrécie inférieure.

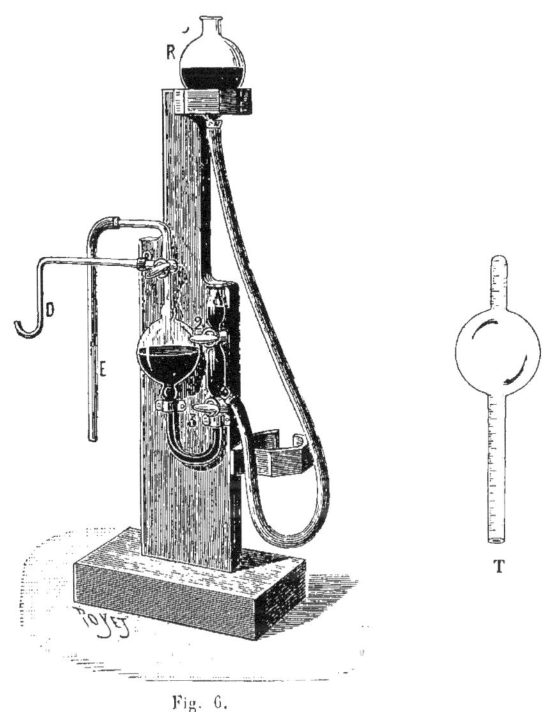

Fig. 6.

On fait ensuite passer le gaz restant dans un très long endiomètre de Riban plein de mercure, immergé dans une cuve spéciale très profonde. Cet endiomètre ne porte également qu'une simple division millimétrique et a été l'objet d'un jaugeage rigoureux.

On ajoute au mélange d'azote et d'oxygène qu'il renferme les deux cinquièmes de son volume de gaz hydrogène pur obtenu par électrolyse, et on fait passer l'étincelle d'une petite bobine de Rumkorff.

L'oxygène se déduit, avec une grande précision, de la diminution de volume produite par la combustion endiométrique.

Pour éviter tous les calculs de correction nécessités par les changements de pression ou de température qui peuvent survenir pendant la durée de ces opérations, je me sers d'un comparateur très simple (fig. 7).

Il consiste en un tube R, terminé par un petit tube étroit, deux fois coudé et ouvert sous la cuve.

La partie supérieure est pleine d'air qu'on maintient constamment saturé de vapeur d'eau, au moyen d'une goutte de ce liquide, préalablement introduite en R.

Le tube coudé plonge dans la cuve et porte un trait circulaire auquel on fait toujours affleurer, à chaque lecture, le ménisque de mercure à une hauteur variable au-dessus du niveau de ce métal dans la cuve : pour y arriver aisément, le tube comparateur R est saisi dans les mors d'une pince horizontale que l'on peut faire mouvoir dans le sens vertical, le long d'une tige métallique S, au moyen d'un bouton à crémaillère.

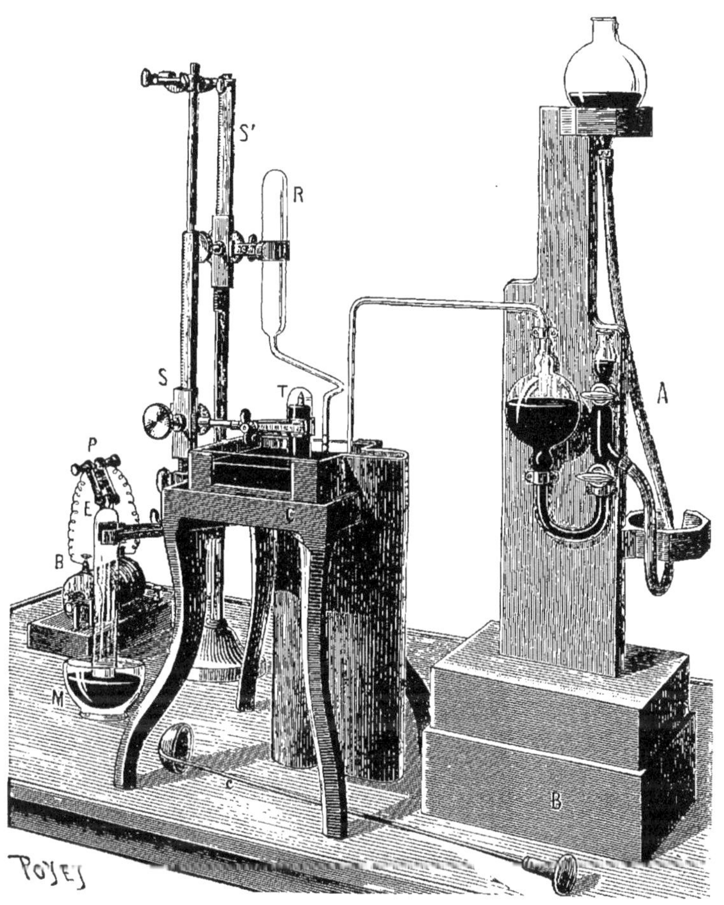

Fig. 7.

Le tube mesureur peut aussi se mouvoir lentement dans le sens vertical à l'aide d'un support semblable S; on lui accole le petit tube coudé du comparateur R, et avec la crémaillère on amène dans ce dernier le mercure à coïncider avec le trait. On fait mouvoir ensuite le tube mesureur T, en l'élevant ou en l'abaissant, jusqu'à ce que, dans son intérieur, le mercure arrive également au même niveau.

Pour rendre cette opération plus facile, la lunette de Doyère porte à son foyer visuel, au lieu du micromètre ordinaire, une petite plaque de verre sur laquelle est tracée une ligne horizontale très fine ; une fois la lunette calée, on fait coïncider cette ligne avec le niveau du mercure dans la cuve pour assurer sa parfaite horizontalité ; relevant ensuite la lunette au moyen de son propre pignon, on amène peu à peu, par des mouvements lents des crémaillères, les niveaux du mercure dans le tube mesureur et dans le tube comparateur à se confondre avec le trait circulaire de ce dernier et avec la ligne horizontale de la lunette.

De la sorte, le gaz à analyser, après les diverses absorptions auxquelles on le soumet, se trouve être toujours mesuré dans les mêmes conditions qu'une masse d'air emprisonnée sur le mercure dont le volume ne varie pas ; la dilatation par le changement de température, quand elle se produit, se trouve être compensée par un changement de pression. On évite ainsi de longs et fastidieux calculs, pour calculer la composition centésimale du gaz soumis à l'analyse.

Il va sans dire que, dans le tube mesureur, la masse gazeuse est également toujours maintenue saturée de vapeur d'eau. On obtient ce résultat en déposant sur les parois sèches du tube, avant de le remplir de mercure, une gouttelette imperceptible d'eau distillée.

Formules servant à calculer les résultats définitifs.

Voici maintenant les formules à employer pour obtenir les poids des différents gaz contenus dans les atmosphères initiale et finale. Elles ne diffèrent que fort peu de celles établies par MM. Regnault et Reiset.

Appelons p_0 et p'_0 les poids de l'oxygène et de l'azote renfermés dans l'enceinte close (cloche, barboteurs et pipettes) au début ;

p_1, p'_1 et p''_1 les poids de l'oxygène, de l'azote et de l'acide carbonique dans le même espace à la fin.

Soient maintenant :

V le volume total de la cloche, des barboteurs et des pipettes, déduction faite de celui des liquides alcalins, d'une part, et de celui de l'animal, de sa nourriture et de sa cage, d'autre part ;

V' celui de la cloche seule diminué de celui occupé par l'animal, sa cage et sa nourriture ;

H_0 la hauteur corrigée du baromètre, t_0 la température et f_0 la tension correspondante de la vapeur d'eau au début ;

H_1, t_1 et f_1 les mêmes éléments à la fin ;

$$\frac{1}{a_0} \quad \frac{1}{b_0}$$

les proportions initiales de l'oxygène et de l'azote dans l'atmosphère où l'on introduit l'animal ;

$$\frac{1}{a_1} \quad \frac{1}{b_1} \quad \frac{1}{c_1}$$

les proportions finales de l'oxygène, de l'azote et de l'acide carbonique dans la même enceinte.

On aura :

$$p_0 = \frac{1}{a_0} \times 1^{gr}4298 \times V \times \frac{1}{1+0,00367\ t_0} \times \frac{H_0-f_0}{760} \quad (1)$$

$$p'_0 = \frac{1}{b^0} \times 1^{gr}2562 \times V \times \frac{1}{1+0,00367\ t_0} \times \frac{H_0-f_0}{760} \quad (2)$$

$$p_1 = \frac{1}{a_1} \times 1^{gr}4298 \times V \times \frac{1}{1+0,00367\ t_1} \times \frac{H_1-f_1}{760} \quad (3)$$

$$p_1 = \frac{1}{b_1} \times 1^{gr}2562 \times V \times \frac{1}{1+0,00367\ t_1} \times \frac{H_1-f_1}{760} \quad (4)$$

$$p''_1 = \frac{1}{c_1} \times 1^{gr}9774 \times V' \times \frac{1}{1+0,00367\ t_1} \times \frac{H_1-f_1}{760} \quad (5)$$

Les facteurs $\frac{1}{a_0}$ et $\frac{1}{b_0}$ sont égaux, le premier à 0,2095 et le second à 0,7905, quand on opère dans l'air ordinaire, et donnés par l'analyse quand l'expérience a lieu dans l'air suroxygéné.

Pour le calcul de p'', c'est-à-dire du poids de l'acide carbonique contenu dans la cloche à la fin, on se sert de V' qui exprime, toutes corrections faites, le volume de la cloche seule. Les pipettes et les barboteurs ne peuvent, en effet, renfermer d'acide carbonique libre.

Voici quelles sont, dans mon appareil, les capacités exactes des différentes pièces vides :

Capacité de la cloche seule...............	11lit 550
— des deux pipettes et du caoutchouc les faisant communiquer......	1 200
des trois barboteurs............	1 100
des tubes et caoutchoucs de jonction	0 050
Soit en totalité............	14lit 000

Ainsi qu'il a été dit plus haut, ces chiffres doivent subir :

1° La correction fixe de 1 litre représentant le volume des liqueurs alcalines ;

2° La correction variable résultant du volume occupé, sous la cloche, par l'animal, sa nourriture et sa cage.

Pour l'animal et sa nourriture, on admet qu'ils occupent un volume égal à celui de leur poids d'eau.

Tout cela posé, appelons P_0 le poids total de l'oxygène consommé par l'animal, et P_0' celui de l'oxygène sorti du spiromètre, et soient :

v_0 le volume de l'oxygène dans le spiromètre au début à la pression H_0 et à la température t_0

de la pièce toujours inférieure à celle indiquée par le thermomètre placé sous la cloche, et f'_0 la tension maxima à t'_0.

v'_0 le volume restant dans le spiromètre à la fin, H_1 la pression, t'_1 la température de la pièce et f'_1 la tension maxima correspondante.

Le volume V_0 de gaz sorti du spiromètre sera

$$v_0 \frac{1}{1+0,00367\, t'_0} \times \frac{H_0 - f'_0}{760} - v_0' \frac{1}{1 \times 0,00367\, t'_1} \times \frac{H_1 - f'_1}{760},$$

et si l'analyse endiométrique nous a donné $\frac{1}{x}$ pour la proportion d'oxygène pur dans le gaz du spiromètre, on aura pour le poids d'oxygène P'_0,

$$P'_0 = V_0 \times \frac{1}{x} \times 1^{gr}\ 4298.$$

Le poids d'oxygène réellement consommé par l'animal sera

$$P_0 = P'_0 + p'_0 - p'_1.$$

De même si nous appelons P_c le poids total de l'acide carbonique exhalé et P'_c celui du même gaz absorbé par la potasse, il viendra

$$P_c = P'_c + p'_1.$$

Telle est la longue série de calculs qui nous permettra d'obtenir les résultats définitifs d'une expérience.

Ajoutons qu'après avoir calculé P'_0 il nous sera également facile de calculer le poids d'azote contenu dans l'oxygène et passé avec lui dans la cloche. Ce poids sera égal à

$$V_0 \times \left(\ - \frac{1}{x} \right) \times 1^{gr}2562.$$

Il nous restera à comparer ce poids à la différence $(p'_1 - p'_0)$. Si ces poids sont égaux ou ne diffèrent que de quelques centigrammes, nous pourrons conclure que l'appareil a bien tenu et qu'il n'y est point rentré d'air.

CHAPITRE VII.

Recherches personnelles de l'auteur. — Résultats numériques.

J'ai fait, pour mesurer l'activité des combustions respiratoires, d'abord dans l'air ordinaire, puis dans l'air suroxygéné à divers degrés, deux séries d'essais. La première, comprenant onze expériences, a porté sur un cobaye qui, mis le matin à jeun dans l'appareil, y a été laissé chaque fois durant un laps de six heures. La seconde, se composant de cinq expériences, a eu pour sujet un rat que je faisais séjourner vingt-quatre heures sous la cloche, où je l'introduisais avec une ration déterminée de pain mouillé.

Je vais, dans ce chapitre, donner les résultats numériques de ces seize expériences.

EXPÉRIENCE N° 1

Air ordinaire (22 mai 1883).

Cobaye femelle adulte maigre pesant. . . . . . 570 gr

Volume occupé par l'animal mis sans cage sous l'appareil à jeun et sans nourriture . . . . 570 cc

Expérience commencée à 8 heures du matin

H_0 corrigée 758mm t_0 16° 5 t_0' 15°

et terminée à 2 heures 30 du soir

H_1 corrigée 757mm 4 t_1 17° 5 t_1' 16°

Température moyenne sous la cloche, 17°.

Analyses gazométriques.

	ATMOSPHÈRE DE LA CLOCHE		OXYGÈNE du SPIROMÈTRE
	au début	à la fin	
O	20.95	18.53	95.30
Az	79.05	80.70	4.70
Co^2		0.77	
	100.00	100.00	100.00

Indications du Spiromètre.

Au début 10l280, à la pression corrig. de 758mm et à la t. de 15°

A la fin 6 530, — 757 4 — de 16°

Différence des deux volumes ramenés à 0 à l'état sec et à 760mm.

9l557 — 6l038 = 3l519 de gaz renfermant

3 354 d'oxygène pesant 4gr 797

Et 0 165 d'azote pesant 0 207

Dosage de Co^2 absorbé par la potasse.

Effectué sur 150 cc (1 1/0 c) des liqueurs alcalines.

Augmentation du poids du tube de Liebig. . . . 0gr998

— du tube à potasse sèche . . 0 003

Co^2 dégagé 1gr001

Donc la totalité renferme. 10gr010

A déduire Co^2 préexistant. 3 610 (1)

Co^2 fourni par l'animal. 6gr400

(1) Voici quelle était la composition des lessives de potasse employées pour absorber l'acide carbonique.

Celle qui a servi pour les neuf premières expériences (D = 1.41),

Poids des gaz renfermés dans l'appareil, calculés à l'aide des *formules* (1) (2) (3) (4) (5).

	Au début	A la fin	Différence
O	3gr 391	2gr 974	— 0gr 517
A^2	11 215	11 395	+ 0 180
CO^2		0 152	+ 0 152

Résultats définitifs.

Donc l'animal a produit en 6 heures 30,
6gr 400 + 0gr 152 = 6gr 552 de CO^2 en vol. . 3l 313
et consommé
4gr 797 + 0gr 517 = 5gr 314 d'O en vol.. . . 3 716
Acide carbonique exhalé à l'heure. . . . 0 510
Oxygène absorbé — . . . 0 572

$$\frac{CO^2}{O} = 0.91$$

Excès d'azote final trouvé dans la cloche. . 0gr 180
Azote déversé par le spiromètre. . . . 0 207
— 0gr 027 = 2?cc

---

soumise à l'analyse dans l'appareil représenté fig. 3, a donné pour 50cc :

0gr 361 d'acide carbonique (23 mai 1883),

soit pour les 500cc introduits chaque fois dans les laveurs et les pipettes, 3gr 610 de Co^2.

Conservée dans un flacon fermé avec un bouchon de caoutchouc, cette lessive a été soumise à une nouvelle analyse après la 9e expérience (17 octobre 1883).

Elle renfermait alors pour 50cc, 0gr 3624, soit pour 500cc :

3gr 624 de Co^2.

Enfin la potasse qui a été employée pour les expériences 10 à 16 a donné, moyenne de deux dosages concordants, 0gr 260 pour 50cc, soit 2gr 600 pour 500cc de lessive alcaline (20 octobre 1883).

EXPÉRIENCE N° 2

Air ordinaire (16 juin 1883).

Cobaye femelle adulte pesant. 620gr

Volume occupé par l'animal mis sans cage dans l'appareil, à jeun et sans nourriture. 620cc

Expérience commencée le 16 juin, à 6 h. du matin,

H_0 757.2 t_0 16°5 t_0' 15°

et terminée à midi

H_1 758.2 t_1 17°5 t_1' 16°

Température moyenne sous la cloche, 17°.

Analyses gazométriques.

	ATMOSPHÈRE DE LA CLOCHE au début	ATMOSPHÈRE DE LA CLOCHE à la fin	OXYGÈNE du SPIROMÈTRE
O	20.95	17.43	95.30
Az	79.05	82.03	4.70
CO^2		0.54	
	100.00	100.00	100.00

Indications du Spiromètre.

Au début 6l53, à la température de 15° et à la pression de 757mm 2

A la fin 3 06 — 16° — 758 2

Différence des deux volumes ramenés à l'état sec, à 0° et à 760mm

6l064 — 2l832 = 3l232 de gaz renfermant

3 080 d'O. pesant 4gr 404

et 0 152 d'Az. pesant 0gr 191

Dosage de Co^2 absorbé par la potasse.

Effectué sur 1/10^m (150cc) de la totalité des liqueurs alcalines.

Augmentation de poids du tube de Liebig		0gr936
— — du tube à potasse sèche. . .		0 009
d'où Co^2 dégagé. . . .		0 945
Donc la totalité renferme.	9gr150	
A déduire Co^2 préexistant.	3 610	
Co^2 provenant de l'animal.	5 840	

Poids des gaz renfermés dans l'appareil calculés à l'aide des formules (1) (2) (3) (4) (5).

	Au début	A la fin	Différence
O	3gr 391	2gr 806	0gr 585
Az	11 218	11 602	0 384
Co^2		0 105	0 106

Résultats définitifs.

L'animal a produit en 6 heures,

5gr 840 + 0gr 106 = 5gr 946 de Co^2 en vol. .	3l 007
et consommé	
4gr 404 + 0gr 585 = 4gr 989 d'O en vol.. . .	3l 489
Acide carbonique exhalé à l'heure. . . .	0 501
Oxygène absorbé — . . .	0 581.5

$$\frac{CO^2}{O} = 0.86$$

Excès d'azote trouvé à la fin dans la cloche.	0.384
Azote fourni par le spiromètre.	0.191
Différence.	0gr193 = 153cc

EXPÉRIENCE N° 3.

Air ordinaire (27 juin 1883).

Cobaye femelle adulte pesant 630gr

Volume occupé par l'animal mis sans cage sous la cloche à jeun et sans nourriture. 630cc

Expérience commencée le 27, à 6 heures du matin

H_0 760.8 t_0 19 t_0' 18

et terminée à midi,

H_1 760.9 t_1 20.7 t_1' 19.2

Température moyenne sous la cloche, 19°8.

Analyses gazométriques.

	ATMOSPHÈRE DE LA CLOCHE		OXYGÈNE du SPIROMÈTRE
	au début	à la fin	
O	20.95	19.22	97.25
Az	79.05	80.23	2.75
Co^2		0.55	
	100.00	100.00	100.00

Indications du Spiromètre.

Au début 10l 430, à la températ. de 18° et à la pression de 760mm8
A la fin 6l 470 — 19. 2 — 760 9

Différence des deux volumes ramenés à l'état sec à 0° et à 760mm

9l 599 — 5l 921 = 3l 678 de gaz renfermant

3 577 d'O pesant 5gr 115

et 0 101 d'Az — 0 127

Dosage de Co^2 absorbé par la potasse.

Effectué sur 1/10 (150cc) de la totalité des liqueurs alcalines.

Augmentation de poids du tube de Liebig

7^{gr} 415 — 6^{gr} 419 =		0^{gr} 996
— du tube à potasse sèche		
3^{gr} 810 — 3^{gr} 794 =		0 016
d'où Co^2 dégagé.		1^{gr} 012
Donc la totalité renferme.	10^{gr} 120	
A déduire Co^2 préexistant.	3 610	
Co^2 provenant de l'animal.	6^{gr} 510	

Poids des gaz renfermés dans l'appareil calculés à l'aide des formules (1) (2) (3) (4) (5).

	Au début	A la fin	Différence
O	3^{gr} 368	3^{gr} 058	0^{gr} 310
Az	11 141	11 216	0 075
Co^2		0 107	0 107

Résultats définitifs :

L'animal a produit en 6 heures,

6^{gr} 510 + 0^{gr} 107 = 6^{gr} 617 de Co^2 en vol.. .	3^{l}346
et consommé,	
5^{gr} 115 + 0^{gr} 310 = 5^{gr} 425 d'O en vol. . .	3 794
Acide carbonique exhalé à l'heure.	0 557
Oxygène absorbé.	0 632

$$\frac{CO^2}{O} = 0.86$$

Excès d'azote trouvé à la fin dans la cloche.	0^{gr}075
Azote fourni par le spiromètre.	0 127
Différence.	0^{gr}052

EXPÉRIENCE N° 4

Air ordinaire (3 septembre 1883).

Cobaye femelle adulte pesant. 665gr

Volume occupé par l'animal mis sans cage sous la cloche à jeun et sans nourriture. 665cc

Expérience commencée à 6 heures 40 du matin
H_0 corrigée 752.1 t_0 20.2 t_0' 19

et terminée à 12 heures 40 du soir,
H_1 corrigée 753.1 t_1 20.6 t_1' 19.2

Température moyenne sous la cloche, 20°4.

Analyses gazométriques.

	ATMOSPHÈRE DE LA CLOCHE		OXYGÈNE du SPIROMÈTRE
	au début	à la fin	
O	20.95	19.63	97.98
Az	79.05	79.66	2.02
Co^2	»	0.71	»
	100.00	100.00	100.00

Indications du Spiromètre.

Au début 6^l800 à la températ. de 19° et sous la pression de $752^{mm}1$
A la fin 3^l270 — 19.2 — 753 1

Différence des deux volumes ramenés à 0, à l'état sec et à 760^{mm}
$6^l155 - 2^l961 = 3^l194$ de gaz renfermant
3 129 d'O pesant $4^{gr}475$
et 0^l065^{cc} d'Az — 0 081

Dosage de Co^2 absorbé par la potasse.

Effectué sur 1/10 (150^{cc}) de la totalité des liqueurs alcalines.

Augmentation de poids du tube de Liebig

6gr 534 — 5gr 631 =	0gr 903
du tube à potasse sèche 0gr 226 — 0gr 2185 =	0gr 0075
d'où Co^2 dégagé.	0gr 9105

Donc la totalité renferme.	9gr105
A déduire Co^2 préexistant.	3 610
Co^2 provenant de l'animal.	5gr495

Poids des gaz renfermés dans l'appareil calculés à l'aide des formules (1) (2) (3) (4) (5).

	Au début	A la fin	Différence
O	3gr 309	3gr 093	0gr 216
Az	10 945	11 024	0 079
Co^2	»	0 137	0 137

Résultats définitifs.

L'animal a produit en 6 heures,

5gr495 + 0gr137 = 5gr632 de Co^2 en vol. .	2l848
et consommé, 4gr475 + 0gr216 = 4gr691 d'O en vol. . .	3 285
Acide carbonique exhalé à l'heure. . . .	0 475cc
Oxygène absorbé..	0 548

$$\frac{CO^2}{O} = 0.88$$

Excès d'azote trouvé à la fin dans l'appareil.	0gr079
Azote fourni par le spiromètre.	0gr081
Différence.	0gr002 =

EXPÉRIENCE N° 5

Air à 66 0/0 d'oxygène (6 septembre 1883).

Cobaye femelle adulte pesant. . . . . 660 gr

Volume occupé par l'animal mis sans cage sous la cloche à jeun et sans nourriture. . . . . 660 cc

Expérience commencée à 6 heures 21 du matin

H_0 761mm 7 t_0 17 t_0' 15°

et terminée à 12 heures 21 du matin

H_1 761 8 t_1 17.5 t_1' 16°

Température moyenne sous la cloche, 17°2.

Analyses gazométriques.

	ATMOSPHÈRE DE LA CLOCHE		OXYGÈNE du SPIROMÈTRE
	au début	à la fin	
O	66.98	65.50	96.42
Az	33.02	33.61	3.58
Co^2	»	0.89	»
	100.00	100.00	100.00

Indications du spiromètre.

Au début 9l 800 à la températ. de 15° et sous la pression de 761mm 7
A la fin 5 880 — 16° — 761 8

Différence des deux volumes ramenés à l'état sec, à 0° et à 760°.

9l 156 — 5l 469 = 3l 687 de gaz renfermant
3 555 d'O pesant 5gr 084
et 0 132 d'Az — 0 166

Dosage de Co^2 absorbé par la potasse.

Effectué sur 150cc (1/10m) de la totalité des liqueurs alcalines.

Augmentation de poids du tube de Liebig.

6gr 559 — 5gr 616 =		0gr 943
du tube à potasse sèche		
0gr 4455 — 0gr 4180 =		0gr 0275
d'où Co^2 dégagé. . . .		0gr 9705
et la totalité renferme	9gr 705	
A déduire Co^2 préexistant.	3 610	
Co^2 provenant de l'animal.	6gr 095	

Poids des gaz renfermés dans l'appareil calculés à l'aide des formules (1) (2) (3) (4) (5).

	Au début	A la fin	Différence
O	10gr 857	10gr 600	0gr 257
Az	4 703	4 778	0 075
Co^2		0 177	0 177

Résultats définitifs.

L'animal a produit en 6 heures,	
6gr 095 + 0gr 177 = 6gr 272 de Co^2 en vol..	3l172
et consommé,	
5gr 084 — 0gr 257 = 5gr 341 d'O en vol.. .	3 735
Acide carbonique exhalé à l'heure. . . .	0 529
Oxygène absorbé.	0 622

$$\frac{CO^2}{O} = 0.85$$

Excès d'azote trouvé à la fin dans l'appareil.	0gr 075
Azote fourni par le spiromètre.	0 166
Différence.	0gr 091

EXPÉRIENCE N° 6

Air à 58 0/0 d'oxygène (14 septembre 1883).

Cobaye femelle adulte pesant. . . . . 665 gr

Volume occupé par l'animal mis sans cage sous la cloche à jeun et sans nourriture. . . . . . 665 cc

Expérience commencée à 6 heures 50

H_0 759mm9 t_0 18.2 t_0' 16.5.

et terminée à 12 heures 50

H_1 758mm7 t_1 19 t_1' 17.1

Température moyenne sous la cloche, 18°6.

Analyses gazométriques.

	ATMOSPHÈRE DE LA CLOCHE au début	ATMOSPHÈRE DE LA CLOCHE à la fin	OXYGÈNE du SPIROMÈTRE
O	58.37	56.18	96.04
Az	41.63	43.38	3.96
Co^2	»	0.44	»
	100.00	100.00	100.00

Indications du spiromètre.

Au début 10l060 à la températ. de 16°5 et à la pression de 759mm9
A la fin 6 490 — 17.1 — 758 7

Différence des deux volumes ramenés à l'état sec, à 0° et à 760mm

9l495 — 6l097 = 3l398 de gaz renfermant
3l263 d'O pesant 4gr 667
et 0 135 d'Az — 0 170

Dosage de Co^2 absorbé par la potasse.

Effectué sur 150cc (1/10m) de la totalité des liqueurs alcalines.

Augmentation de poids du tube de Liebig.

	5gr 619 — 4gr 691 =	0gr 928
—	du tube à potasse sèche 0gr 186 — 0gr 168 =	0 018
	d'où Co^2 dégagé.	0gr 946

Donc la totalité renferme.	9gr 460
A déduire Co^2 préexistant.	3 610
Co^2 provenant de l'animal.	5gr 850

Poids des gaz renfermés dans l'appareil calculés à l'aide des formules (1) (2) (3) (4) (5).

	Au début	A la fin	Différence
O	9gr 389	8gr 988	0gr 401
Az	5 882	6 097	0 215
Co^2	»	0 086	0 086

Résultats définitifs.

L'animal a produit en 6 heures,

5gr850 + 0gr086 = 5gr936 de Co^2 en vol. .	3l002
et consommé,	
4gr667 + 0gr401 = 5gr068 d'O en vol. . .	3 545
Acide carbonique exhalé à l'heure. . . .	0 500cc
Oxygène absorbé	0 591

$$\frac{CO^2}{O} = 0.85$$

Excès d'azote trouvé finalement dans l'appareil.	0gr 215
Azote fourni par le spiromètre.	0gr 170
Différence.	0gr 045 ou 37cc

EXPÉRIENCE N° 7

Air ordinaire (19 septembre 1883).

Cobaye femelle adulte pesant. . . . . . . 670 gr

Volume occupé par l'animal mis sans cage sous la cloche à jeun et sans nourriture. . . . . . 670 cc

Expérience commencée à 6 heures du matin

H_0 763mm 1 t_0 18° 2 t_0' 16.8

et terminée à midi.

H_1 762mm 2 t_1 18° 7 t_1' 17.2

Température moyenne sous la cloche, 18°5.

Analyses gazométriques.

	ATMOSPHÈRE DE LA CLOCHE au début	ATMOSPHÈRE DE LA CLOCHE à la fin	OXYGÈNE du SPIROMÈTRE
O	20.95	18.53	95.23
Az	79.05	80 33	4.77
Co^2	»	1.14	»
	100.00	100.00	100.00

Indications du spiromètre.

Au début 10l 070 à la températ. de 16° 8 et à la pression de 763mm 1
A la fin 6 460 — 17. 3 — 762 2

Différence des deux volumes ramenés à l'état sec, à 0° et à 760mm

9l 344 — 5l 975 = 3l 369 de gaz renfermant
3 208 d'O pesant 4gr 588
et 0 161 d'Az — 0 200

Dosage de Co^2 absorbé par la potasse.

Effectué sur 1/10m (150cc) de la totalité des liqueurs alcalines.

Augmentation de poids du tube de Liebig.

4gr 691 — 3gr 7565 =	0gr 9345
du tube à potasse sèche	
0gr 168 — 0gr 141 =	0 0270
d'où Co^2 dégagé. . . .	0gr 9615

Donc la totalité renferme.	9gr 615
A déduire Co^2 préexistant.	3 610
Co^2 provenant de l'animal. . . .	6gr 005

Poids des gaz renfermés dans la cloche calculés à l'aide des formules (1) (2) (3) (4) (5).

	Au début	A la fin	Différence
O	3gr 385	2gr 982	0gr 403
Az	11 219	11 429	0 210
Co^2	»	0 285	0 285

Résultats définitifs.

L'animal a produit en 6 heures,	
6gr 005 + 0gr 285 = 6gr 290 de Co^2 en vol..	3l181
et consommé,	
4gr 588 + 0gr 403 = 4gr 991 d'O en vol.. .	3 490
Acide carbonique exhalé à l heure. . . .	0 530cc
Oxygène absorbé.	0 581cc

$$\frac{CO^2}{O} = 0.91$$

Excès d'azote trouvé à la fin dans l'appareil.	0gr 210
Azote fourni par le spiromètre.	0 200
Différence.	0gr 010
	ou 8cc

EXPÉRIENCE N° 8.

Air à 50 0/0 d'oxygène (25 septembre 1883).

Cobaye femelle adulte pesant. . . . . 680 gr

Volume occupé par l'animal mis sans cage sous la cloche à jeun et sans nourriture. . . . . . 680 cc

Expérience commencée à 6 heures 15 du matin
H_0 757mm9 t_0 18° t_0' 16.6

et terminée à 1 heure 15 du soir
H_1 758mm t_1 18.8 t_1' 17.4

Température moyenne sous la cloche, 18°4.

Analyses gazométriques.

	ATMOSPHÈRE DE LA CLOCHE		OXYGÈNE du SPIROMÈTRE
	au début	à la fin	
O	50.11	48.045	95.48
Az	49.89	51.170	4.52
Co^2	»	0.785	»
	100.00	100.000	100.00

Indications du spiromètre.

Au début 6l500 à la température de 16°6 et à la pression de 757mm9
A la fin 2 890 — 17°4 — 758mm
Différence des deux volumes ramenés à l'état sec, à 0° et à 760mm
5l998 — 2l657 = 3l341 de gaz renfermant
3 190 d'O pesant 4gr 562
et 0 151 d'Az — 0 191

Dosage de Co^2 absorbé par la potasse.

Effectué sur 1/10m (150cc) de la totalité des liqueurs alcalines.
Augmentation de poids du tube de Liebig.

4gr 6035 — 3gr 6730 =	0gr 9305
du tube à potasse sèche	
0gr 3805 — 0gr 3680 =	0 0125
d'où Co^2 dégagé. . . .	0gr 9430

et la totalité renferme.	9gr 430
A déduire Co^2 préexistant. . . .	3 610
Co^2 provenant de l'animal. . . .	5gr 820

Poids des gaz renfermés dans l'appareil calculés à l'aide des formules (1) (2) (3) (4) (5).

	Au début	A la fin	Différence
O	8gr 044	7gr 687	0gr 357
Az	7 035	7 192	0 157
Co^2	»	0 155	0 155

Résultats définitifs.

L'animal a produit en 6 heures,	
5gr820 + 0gr155 = 5gr975 de Co^2 en vol. . .	3l022
et consommé,	
4gr562 + 0gr357 = 4gr929 d'O en vol. . .	3 448
Acide carbonique exhalé à l'heure. . . .	0 504
Oxygène absorbé.	0 575

$$\frac{CO^2}{O} = 0.90$$

Excès d'azote trouvé finalement dans l'appareil.	0gr 157
Azote fourni par le spiromètre.	0 191
Différence.	0gr 034 = 27cc

EXPÉRIENCE N° 9.

Air à 40 0/0 d'oxygène (10 octobre 1883).

Cobaye femelle adulte pesant. . . . . . . 655 gr

Volume occupé par l'animal mis sans cage sous la cloche à jeun et sans nourriture. . . . . . 655 cc

Expérience commencée à 8 heures 30

H_0 761mm 4 t_0 12.5 t_0' 10.5

et terminée à 2 heures 30.

H_1 758mm 5 t_1 13.5 t_1' 12.0

Température moyenne sous la cloche, 13°2.

Analyses gazométriques.

	ATMOSPHÈRE DE LA CLOCHE		OXYGÈNE du SPIROMÈTRE
	au début	à la fin	
O	41.9	38.73	93.07
Az	58.1	60.39	6.93
Co^2	»	0.88	»
	100.00	100.00	100.00

Indications du spiromètre.

Au début 10l 20 à la températ. de 10° 5 et sous la pression 761mm 4

A la fin 5 93 — 12° — 758 5

Différence des deux volumes ramenés à l'état sec, à 0° et à 760mm

9l 548 — 5l 592 = 3l 956 de gaz renfermant

3 682 d'O pesant 5gr 265

0 274 d'Az — 0gr 243

Dosage de Co^2 absorbé par la potasse.

Effectué sur 1/10[m] (150[cc]) de la totalité des liqueurs alcalines.

Augmentation de poids du tube de Liebig

7gr 478 — 6gr 416 =	1gr 062
du tube à potasse sèche	
0gr 089 — 0gr 080 =	0 009
d'où Co^2 dégagé. . . .	1gr 071

Donc la totalité renferme.. . . .	10gr 710
A déduire Co^2 préexistant. . . .	3 610
Co^2 provenant de l'animal. . . .	7gr 100

Poids des gaz renfermés dans l'appareil calculés à l'aide des formules (1) (2) (3) (4) (5).

	Au début	A la fin	Différence
O	6gr 932	6gr 353	0gr 579
Az	8 444	8 701	0 260
Co^2	»	0 177	0 177

Résultats définitifs.

L'animal a produit en 6 heures,	
7gr 100 + 0gr 177 = 7gr 277 de Co^2 en vol. .	3l 680
et consommé,	
5gr 265 + 0gr 579 = 5gr 844 d'O en vol. . .	4 087
Acide carbonique exhalé à l'heure. . . .	0 613cc
Oxygène absorbé.	0 681

$$\frac{CO^2}{O} = 0\ 90$$

Excès d'azote trouvé finalement dans l'appareil.	0gr 260
Azote fourni par le spiromètre.	0 343
Différence..	0gr 083
	ou 65cc

EXPÉRIENCE N° 10

Air ordinaire (17 octobre 1883).

Cobaye femelle adulte pesant. . . . . 645 gr

Volume occupé par l'animal mis sans cage sous la cloche à jeun et sans nourriture. . . . . . 645 cc

Expérience commencée à 7 heures 45
H_0 751mm6 t_0 14° t_0' 13°

et terminée à 1 heure 45
H_1 753.2 t_1 15° t_1' 13°5

Température moyenne sous la cloche, 14°5.

Analyses gazométriques.

	ATMOSPHÈRE DE LA CLOCHE au début	ATMOSPHÈRE DE LA CLOCHE à la fin	OXYGÈNE du SPIROMÈTRE
O	20.95	17.84	93.07
Az	79.05	81.76	6 93
Co^2	»	0.40	»
	100.00	100.00	10.000

Indications du spiromètre.

Au début 5l70 à la températ. de 13° sous la pression de 751mm6
A la fin 1 75 — 13° 5 — 753 2
Différence des deux volumes ramenés à l'état sec, à 0° et à 760mm
5l301 — 1l627 = 3l674 de gaz renfermant
3 419 d'O pesant 4gr 890
et 0 255 d'Az — 0 320

Dosage de CO^2 absorbé par la potasse.

Effectué sur 1/10m (150cc) de la totalité des liqueurs alcalines,
Augmentation du poids du tube de Liebig

6gr 489 — 5gr 575 =	0gr 914
du tube à potasse sèche 0gr 079 — 0gr 072 =	0 007
d'où CO^2 dégagé. . . .	0gr 921

Donc la totalité renferme.	9gr 210
A déduire CO^2 préexistant. . . .	2 600
CO^2 provenant de l'animal. . . .	6gr 610

Poids des gaz renfermés dans l'appareil, calculés à l'aide des formules (1) (2) (3) (4) (5).

	Au début	A la fin	Différence
O	3gr 404	2gr 886	0gr 518
Az	11 263	11 621	0 358
CO^2	»	0 080	0 080

Résultats définitifs

L'animal a produit en 6 heures,

6gr 610 + 0gr 080 = 6gr 690 de CO^2 en vol. .	3l 402
et consommé,	
4gr 890 + 0gr 518 = 5gr 408 d'O en vol. . .	3 783
Acide carbonique exhalé à l'heure. . . .	0 567
Oxygène absorbé.	0 6305

$$\frac{CO^2}{O} = 0.90$$

Excès d'azote trouvé finalement dans l'appareil.	0gr 358
Azote fourni par le spiromètre.	0 320
Différence.	0gr 038
	soit 32cc

EXPÉRIENCE N° 11

Air ordinaire (20 novembre 1883).

Cobaye femelle adulte pesant. 665gr

Volume occupé par l'animal mis sans cage sous la cloche à jeun et sans nourriture. 665cc

Expérience commencée à 8 heures 8
H_0 765mm 6 t_0 11° 5 t_0' 9° 5

et terminée à 2 heures 8
H_1 765 1 t_1 12° t_1' 10°

Température moyenne sous la cloche, 11°8.

Analyses gazométriques.

	ATMOSPHÈRE DE LA CLOCHE		OXYGÈNE du SPIROMÈTRE
	au début	à la fin	
O	20.95	19.20	98.43
Az	79.05	80.10	1.57
CO^2	»	0.70	»
	100.00	100.00	100.00

Indications du spiromètre.

Au début 10l00 à la températ. de 9°5 et sous la pression de 765mm 6
A la fin 5 81 — 9°8 — 765 1
Différence des deux volumes ramenés à l'état sec, à 0° et à 760mm

9l 623 — 5l 564 = 4l 059 de gaz renfermant
3 995 d'O pesant 5gr 714
et 0 064 d'Az — 0 080

Dosage de CO^2 absorbé par la potasse.

Effectué sur 150cc (1/10m) de la totalité des liqueurs alcalines,
Augmentation de poids du tube de Liebig

5gr 326 — 4gr 345 =	0gr 981
du tube à potasse sèche,	
0gr 061 — 0gr 050 =	0 011
d'où CO^2 dégagé. . . .	0gr 992

et la totalité renferme..	9gr 920
A déduire CO^2 préexistant.	2 600
CO^2 provenant de l'animal.	7gr 320

Poids des gaz renfermés dans l'appareil, calculés à l'aide des formules (1) (2) (3) (4) (5).

	Au début	A la fin	Différence
O	3gr 508	3gr 197	0gr 311
Az	11 604	11 716	0 112
CO^2	»	0 141	0 141

Résultats définitifs.

L'animal a produit en 6 heures,	
7gr 320 + 0gr 141 = 7gr 461 de CO^2 en vol. .	3l773
et consommé,	
5gr 714 + 0gr 311 = 6gr 025 d'O en vol. . . .	4 212
Acide carbonique exhalé à l'heure.	0 629
Oxygène absorbé	0 702

$$\frac{CO^2}{O} = 0.896$$

Excès d'azote trouvé finalement dans l'appareil.	0gr 112
Azote fourni par le spiromètre.	0 080
	0 032
	ou 25cc

EXPÉRIENCE N° 12.

Air ordinaire (27 et 28 décembre 1883).

Rat mâle adulte pesant. 275gr

Volume occupé sous la cloche par l'animal, sa cage et sa nourriture. 360cc

Expérience commencée le 27, à 10 heures 30 matin
H_0 769mm 7 t_0 10° t_0' 9°

et terminée le 28, à 10 heures 30 matin
H_1 767mm 7 t_1 10° 5 t_1' 9°

Température moyenne sous la cloche, 10° 6.

Analyses gazométriques.

	ATMOSPHÈRE DE LA CLOCHE		OXYGÈNE du SPIROMÈTRE
	au début	à la fin	
O	20.95	16.37	96.02
Az	79.05	83.13	3.98
CO^2	»	0.50	»
	100.00	100.00	100.00

Indications du spiromètre.

Au début 12 l860 à la températ. de 9° et sous la pression de 769mm 7
A la fin 0 220 — 9° — 767 7

Différence des deux volumes ramenés à l'état sec, à 0° et à 760mm

12l 468 — 0l 213 = 12l 255 de gaz renfermant
11l 767 d'O pesant 16gr 828
et 0l 488 d'Az — 0 612

Dosage de CO^2 absorbé par la potasse.

Effectué sur 1/20 (75cc) de la totalité des liqueurs alcalines.

Augmentation de poids du tube de Liebig

6gr 1635 — 4gr 920 =	1gr 2715
du tube à potasse sèche	
3gr 7535 — 3gr 741 =	0 0125
d'où CO^2 dégagé. . . .	1gr 2840

et la totalité renferme . . .	25gr 680
A déduire CO^2 préexistant. .	2 600
CO^2 provenant de l'animal. .	23gr 080

Poids des gaz renfermés dans l'appareil, calculés à l'aide des formules (1) (2) (3) (4) (5).

	Au début	A la fin	Différence
O	3gr 655	2gr 842	0gr 813
Az	12 117	12 678	0 561
CO^2	»	0 109	0 109

Résultats définitifs.

L'animal a produit en 24 heures,

23gr080 + 0gr109 = 23gr889 de CO^2 en vol.	11l 727
et consommé,	
16gr828 + 0gr813 = 17gr641 d'O en vol. .	12 337
Acide carbonique exhalé à l'heure. . . .	0 4886
Oxygène absorbé.	0 5150

$$\frac{CO^2}{O} = 0.96$$

Excès d'azote trouvé finalement dans l'appareil.	0.561
Azote fourni par le spiromètre.	0.612
Différence.	0.051
	ou 42cc

EXPÉRIENCE N° 13.

Air à 74 0/0 d'oxygène (1er et 2 janvier 1884).

Rat mâle adulte pesant. 275gr

Volume occupé sous la cloche par l'animal, sa cage et sa nourriture. 360cc

Expérience commencée le 1er janvier, à 6 h. 16 soir
H_0 764mm7 t_0 9°8 t_0' 7.5

et terminée le 2, à 10 heures 16 matin
H_1 764mm1 t_1 8°2 t_1' 7.4

Température moyenne sous la cloche, 9°.

Analyses gazométriques.

	ATMOSPHÈRE DE LA CLOCHE		OXYGÈNE du SPIROMÈTRE
	au début	à la fin	
O	76.24	71.73	93.95
Az	23 76	27.635	6.05
CO^2	»	0.635	»
	100.00	100.00	100.00

Indications du spiromètre.

Au début 10l100 à la températ. de 7°5 et sous la pression de 764mm7
A la fin 0 920 — 7°4 — 764mm1
Différence des deux volumes ramenés à l'état sec, à 0° et à 760mm
9l790 — 0l891 = 8l899 de gaz renfermant
8 355 d'O pesant 12gr 698
et 0 544 d'Az — 0 683

Dosage de CO^2 absorbé par la potasse.

Effectué sur 1/20^m (75^cc) de la totalité des liqueurs alcalines.

Augmentation de poids du tube de Liebig

$4^{gr}892 - 3^{gr}931 =$		$0^{gr}961$
du tube à potasse sèche		
$3^{gr}741 - 3^{gr}732 =$		$0^{gr}009$
d'où CO^2 dégagé. . . .		$0^{gr}970$
et la totalité renferme . . .	19^{gr} 400	
A déduire CO^2 préexistant. .	2 600	
CO^2 provenant de l'animal. .	16^{gr} 800	

Poids des gaz renfermés dans l'appareil, calculés à l'aide des formules (1) (2) (3) (4) (5).

	Au début	A la fin	Différence
O	13^{gr} 243	12^{gr} 528	0^{gr} 715
Az	3 625	4 230	0 605
CO^2		0 137	0 137

Résultats définitifs.

L'animal a produit en 16 heures,

$16^{gr}800 + 0^{gr}137 = 16^{gr}937$ de CO^2 en vol. .	8^l 565
et consommé,	
$12^{gr}698 + 0^{gr}715 = 13^{gr}413$ d'O en vol. . .	9 379
Acide carbonique exhalé à l'heure.	0 535
Oxygène absorbé.	0 586

$$\frac{CO^2}{O} = 0.91$$

Excès d'azote trouvé finalement dans l'appareil.	0^{gr} 605
Azote fourni par le spiromètre.	0 683
Différence.	0^{gr} 078
	ou 60^{cc}

EXPÉRIENCE N° 14.

Air à 54 0/0 d'oxygène (6 et 7 janvier 1884).

Rat mâle adulte pesant. 275gr

Volume occupé sous la cloche par l'animal, sa cage et sa nourriture. 360cc

Expérience commencée le 6, à 6 heures 5 du soir.

H_0 761mm 1 t_0 12° 8 t_0' 11° 6

et terminée le 7, à 6 heures 5 soir

H_1 760mm 3 t_1 11° 8 t_1' 10° 8

Température moyenne sous la cloche, 12°3.

Analyses gazométriques.

	ATMOSPHÈRE DE LA CLOCHE au début	ATMOSPHÈRE DE LA CLOCHE à la fin	OXYGÈNE du SPIROMÈTRE
O	55.92	53.35	98.38
Az	44.08	45.79	1.62
CO^2	»	0.86	»
	100.00	100 00	100.00

Indications du spiromètre.

Au début 14l00 à la températ. de 11° 6 et sous la pression de 761mm1

A la fin 0 55 — 10° 8 — 760 3

Différence des deux volumes ramenés à l'état sec, à 0° et à 760mm

13l 271 — 0l 523 = 12l 748 de gaz renfermant

12 540 d'O pesant 17gr 933

et 0 208 d'Az — 0 261

Dosage de CO^2 absorbé par la potasse.

Effectué sur 1/20 (75cc) de la totalité des liqueurs alcalines,

Augmentation de poids du tube de Liebig

$3^{gr}931 - 2^{gr}619 =$		$1^{gr}312$
du tube à potasse sèche		
$3^{gr}732 - 3^{gr}722 =$		$0^{gr}010$
d'où CO^2 dégagé. . . .		$1^{gr}322$
et la totalité renferme. . .	$26^{gr}440$	
A déduire CO^2 préexistant. .	2 600	
CO^2 provenant de l'animal. .	$23^{gr}840$	

Poids des gaz renfermés dans l'appareil, calculés à l'aide des formules (1) (2) (3) (4) (5).

	Au début	A la fin	Différence
O	$9^{gr}527$	$9^{gr}120$	$0^{gr}407$
Az	6 597	6 877	0 280
CO^2	»	0 181	0 181

Résultats définitifs.

L'animal a produit en 24 heures,	
$23^{gr}840 + 0^{gr}181 = 24^{gr}021$ de CO^2 en vol.	$12^l 148$
et consommé,	
$17^{gr}933 + 0^{gr}407 = 18^{gr}340$ d'O en vol. .	12 825
Acide carbonique exhalé à l'heure. . . .	0 500
Oxygène absorbé.	0 534

$$\frac{CO^2}{O} = 0.94$$

Excès d'azote trouvé finalement dans l'appareil.	$0^{gr}280$
Azote fourni par le spiromètre.	$0^{gr}261$
Différence.	$0^{gr}019$
	ou 15cc

EXPÉRIENCE N° 15.

Air ordinaire (7 et 8 janvier 1884).

Rat mâle adulte pesant. . . . . 278 gr

Volume occupé sous la cloche par l'animal, sa cage et sa nourriture. . . . . 363 cc

Expérience commencée le 7 janvier, à 8 heures du soir
H_0 759mm 7 t_0 12° 2 t' 10° 7

et terminée le 8 janvier, à 8 heures du soir
H_1 759mm 9 t_1 12° 8 t_1' 11° 2

Température moyenne sous la cloche, 12° 4.

Analyses gazométriques.

	ATMOSPHÈRE DE LA CLOCHE au début	ATMOSPHÈRE DE LA CLOCHE à la fin	OXYGÈNE du SPIROMÈTRE
O	20.95	18.41	98.06
Az	79.05	81.06	1.94
CO^2	»	0.53	»
	100.00	100.00	100.00

Indications du spiromètre.

Au début 13l 500 à la temp. de 10° 7 et sous la pression de 759mm 7
A la fin 0 540 — 11° 2 — 759 9

Différence des deux volumes ramenés à l'état sec, à 0° et à 760mm

12l 824 — 0l 540 = 12l 284 de gaz renfermant
12 045 d'O pesant 17gr 225
et 0 239 d'Az — 0 300

Dosage de CO^2 absorbé par la potasse.

Effectué sur 1/20m (75cc) de la totalité des liqueurs alcalines.

Augmentation de poids du tube de Liebig

7gr496 — 6gr135 =	1gr 361
du tube à potasse sèche	
4gr5733 — 4gr564 =	0gr 0093
d'où CO^2 dégagé. . . .	1gr 3703

et la totalité renferme . . .	27gr406
A déduire CO^2 préexistant. .	2 600
CO^2 provenant de l'animal. .	24gr806

Poids des gaz renfermés dans l'appareil, calculés à l'aide des formules (1) (2) (3) (4) (5).

	Au début	A la fin	Différence
O	3gr 578	3gr 137	0gr 441
Az	11 859	12 132	0 273
CO^2	»	0 111	0 111

Résultats définitifs.

L'animal a produit en 24 heures,	
24gr 806 + 0gr 111 = 24gr 917 de CO^2 en vol. .	12l 600
et consommé,	
17gr 225 + 0gr 441 — 17gr 666 d'O en vol. .	12 349
Acide carbonique exhalé à l'heure. . . .	0 525
Oxygène absorbé.	0 5145

$$\frac{CO^2}{O} = 1.02$$

Excès d'azote trouvé finalement dans l'appareil.	0gr273
Azote fourni par le spiromètre.	0 300
Différence.	0 027
	ou 21cc

EXPÉRIENCE N° 16.

Air ordinaire (14 et 15 janvier 1884).

Rat mâle adulte pesant. 281gr

Volume occupé sous la cloche par l'animal, sa cage et sa nourriture. 366cc

Expérience commencée le 14, à 4 heures 53 soir
H^o 771mm 5 t^o 9° t_0' 8°

et terminée le 15, à 4 heures 53 soir
H_1 773mm 5 t_1 9° 5 $t^{1'}$ 8° 7

Température moyenne sous la cloche, 9°1.

Analyses gazométriques.

	ATMOSPHÈRE DE LA CLOCHE au début	ATMOSPHÈRE DE LA CLOCHE à la fin	OXYGÈNE du SPIROMÈTRE
O	20.95	17.95	97.75
Az	79.05	81.47	2.25
CO^2	»	0.58	»
	100.00	100.00	100.00

Indications du spiromètre.

Au début 14l 500 à la temp. de 8° et sous la pression de 771mm 5
A la fin 0 580 — 8° 7 — 773 5

Différence des deux volumes ramenés à l'état sec, à 0° et à 760mm
14l 152 — 0l 566 = 13l 586 de gaz renfermant
13 280 d'O pesant 18gr 994
et 0 306 d'Az — 0gr 385

Dosage de CO^2 absorbé par la potasse.

Effectué sur 1/20me (75^{cc}) de la totalité des liqueurs alcalines.

Augmentation de poids du tube de Liebig

$6^{gr}135 - 4^{gr}709 =$		$1^{gr}426$
du tube à potasse sèche		
$3^{gr}722 - 3^{gr}716 =$		0 006
d'où CO^2 dégagé. . . .		$1^{gr}432$
et la totalité renferme. . . .	28 640	
A déduire CO^2 préexistant. .	2 600	
CO^2 provenant de l'animal. .	$26^{gr}040$	

Poids des gaz renfermés dans l'appareil, calculés à l'aide des formules (1) (2) (3) (4) (5).

	Au début	A la fin	Différence
O	$3^{gr}681$	$3^{gr}155$	0 526
Az	12 200	12 580	0 380
CO^2	»	0 126	$0^{gr}126$

Résultats définitifs.

L'animal a produit en 24 heures,

$26^{gr}040 + 0^{gr}126, = 26^{gr}166$ de CO^2 en vol.	13^l230
et consommé,	
$18^{gr}994 + 0^{gr}526 = 19^{gr}520$ d'O en vol. .	13^l650
Acide carbonique exhalé à l'heure. . . .	0 551
Oxygène absorbé.	0 569

$$\frac{CO^2}{O} = 0.79$$

Excès d'azote trouvé à la fin dans l'appareil.	$0^{gr}380$
Azote fourni par le spiromètre.	0 385
Différence.	0 005
	ou $3^{cc}5$

Conclusion.

Pour tirer de ces expériences la conclusion qu'elles comportent, il convient d'en grouper les résultats sous forme de tableaux.

A. — *Expériences sur le cobaye.*

Numéro de l'expérience	Richesse centésimale de l'air en O	Température sous la cloche	CO^2 exhalé à l'heure	O absorbé à l'heure	Valeur de $\frac{CO^2}{O}$
1	20.95	17°	511cc	572cc	0.91
2	—	17°	501	581.5	0.86
3	—	19.8	558	632	0.86
4	—	20.4	475	548	0.88
7	—	18.5	530	581	0.91
	Moyennes	18.5	515	585	0.88
5	66	17.2	529	622	0.85
6	58	18.6	500	591	0.85
8	50	18.4	504	575	0.88
	Moyennes	18.1	511	596	0.86
10	20.95	14.5	567	630.5	0.90
11	—	11.7	629	702	0.896
		13.2	598	666	0.90
9	40	13.1	613	681	0.90

Au seul aspect de ce tableau, on voit nettement qu'en moyenne les différences qu'on peut relever entre les expériences faites dans l'air ordinaire et celles effectuées dans l'air suroxygéné sont très faibles, d'ordre purement physiologique, et qu'elles n'atteignent même pas la valeur des différences observées entre deux expériences faites dans l'air ordinaire à la même température.

B. — *Expériences sur le rat.*

Numéro de l'expérience	Richesse centésimale de l'air en O	Température sous la cloche	CO^2 exhalé à l'heure	O absorbé à l'heure	Valeur de $\frac{CO^2}{O}$
14	55	12.3	536^{cc}	534^{cc}	0.94
15	20.95	12.4	525	515	1.02
13	75	9	535	586	0.91
16	20.95	9.1	551	569	0.97

Pour dresser ce deuxième tableau, j'ai opposé deux à deux les expériences 14 et 15 faites à 12°3, et les expériences 13 et 16 faites à 9°. Les différences observées sont donc encore très faibles ; la seule modification à peu près constante, qu'on retrouve dans presque toutes les expériences faites dans les atmosphères riches en oxygène, consiste en une augmentation très minime de la quantité d'oxygène absorbée, et dans une diminution également fort peu sensible de la quantité d'acide carbonique exhalée. Mes expériences sont en contradiction formelle avec la loi que Paul Bert a cru pouvoir déduire de ses quatre essais sur un rat.

Je tirerai donc de cette première série de recherches la conclusion suivante, qui confirme les résultats de Lavoisier et Seguin, et ceux de Regnault et Reiset :

Les phénomènes chimiques de la respiration ne subissent aucun changement appréciable par le fait de la suroxygénation de l'atmosphère dans laquelle ils s'accomplissent.

CHAPITRE VIII.

Expériences sur l'homme.

J'ai jugé utile de compléter les résultats que je viens de faire connaître dans les chapitres précédents par quelques déterminations exécutées sur l'homme, et je me suis pris moi-même comme sujet. Mais dès qu'on aborde l'étude des phénomènes chimiques de la respiration chez l'homme, on se trouve aux prises, en raison des faibles ressources des laboratoires, avec d'assez sérieuses difficultés.

D'une part, le volume d'air qui traverse notre appareil pulmonaire est très considérable, et il faut, pour l'emmagasiner, des récipients d'une grande capacité, même lorsqu'on limite à quinze ou vingt minutes la durée de l'observation; d'autre part, il devient nécessaire d'adapter sur le visage du sujet un masque ou tout autre dispositif approprié, ce qui gêne beaucoup, en général, le libre fonctionnement des poumons.

En ce qui concerne la première difficulté, j'ai trouvé dans les gazomètres à cuve annulaire, dont j'ai donné la description au chapitre IV, des récipients éminemment propres aux recher-

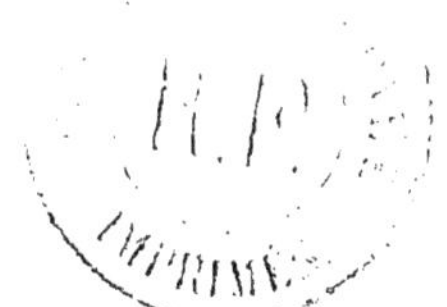

ches sur la respiration humaine. Pour cet usage, ils doivent être construits en cuivre étamé, et il faut employer, comme liquide isolant, l'huile de vaseline blanche complètement épurée. Dans ces conditions, l'air expiré s'y conserve longtemps sans altération, et ces gazomètres présentent à cet égard une très grande supériorité sur les sacs en caoutchouc mince employés d'abord par M. Gréhant et postérieurement par M. P. Regnard. Il se fait très vite, en effet, entre l'atmosphère ambiante et le contenu gazeux du sac, des échanges par endosmose qui modifient profondément la composition centésimale de l'air expiré qu'on y renferme.

J'ai exécuté sur ce point une série d'analyses comparatives qui me paraissent instructives et que je crois utile de reproduire ici.

Dans un gazomètre à cuve annulaire remplie d'huile de vaseline, j'ai fait pénétrer environ 5 litres d'acide carbonique pur et 120 litres d'air. Après un temps suffisant pour que le mélange gazeux devînt homogène, j'ai mis le gazomètre en rapport avec un sac de caoutchouc d'une capacité de 30 litres ; les robinets de communication étant ouverts, en diminuant la masse des contrepoids j'ai rempli le sac du mélange gazeux, puis, par une manœuvre inverse, j'en ai fait repasser le contenu dans le gazomètre, et ainsi de suite à quatre ou cinq reprises. En dernier lieu, le sac étant plein de gaz, les robinets ont été fermés, et j'ai séparé les deux récipients, dans chacun desquels j'ai ensuite prélevé, à des intervalles de plus en plus éloignés, des échantillons de gaz pour les soumettre à l'analyse.

Ces échantillons prélevés avec la pipette (fig. 5) étaient immédiatement introduits dans des éprouvettes sur le mercure.

Voici les chiffres que j'ai obtenus :

A. — *Contenu du gazomètre.*

	I Au début	II Au bout de 24 h.	III Au bout de 120 h.
CO^2	4.45	4.42	4.36
O	19.85	19.86	19.87
Az	75.70	75.72	75.77
	100.00	100.00	100.00

B. — *Contenu du sac de caoutchouc.*

	I Au début	II Après 4 h.	III Après 18 h.	IV Après 36 h.	V Après 120 h.
CO^2	4.44	4.35	4.15	4.05	2.91
O	19.84	19.88	19.91	19.93	20.17
Az	75.72	75.77	75.94	76.02	76.92
	100.00	100.00	100.00	100.00	100.00

On voit que la proportion d'acide carbonique diminue très rapidement dans le sac, et très lentement, au contraire, dans le gazomètre.

A cette première supériorité, ce dernier appareil en joint une autre. Le volume de la masse gazeuse qu'il renferme, grâce à la règle divisée fixée sur l'un de ses montants latéraux, peut être immédiatement évalué à un décilitre près. Le volume de l'air expiré qu'on emmagasine dans les sacs de caoutchouc ne peut être connu, au contraire, que par son passage lent à travers un compteur à gaz, procédé dont M. Reiset a fait connaître l'incertitude.

Aussi j'estime qu'on ne doit faire usage des sacs en caoutchouc, dans les expériences sur la respiration, que pour des essais de faible durée, et en opérant sur un volume de gaz assez restreint pour qu'on puisse le faire passer en deux heures au plus à travers les barboteurs destinés à le priver d'acide carbonique. Le compteur ne doit servir qu'à mesurer l'air inspiré.

Voici maintenant la disposition à donner aux gazomètres pour l'étude des échanges respiratoires chez l'homme.

La cloche du gazomètre D destiné à recevoir l'air expiré est amenée au zéro, c'est-à-dire au bas de sa course, et sa cuve annulaire est garnie d'huile de vaseline ; l'autre gazomètre, au contraire, pour lequel on peut employer l'eau comme liquide isolant, est rempli, selon le cas, soit d'air ordinaire, soit d'air suroxygéné à un titre déterminé par l'eudiomètre.

Les contrepoids des deux cloches sont calculés de telle sorte que la pression moyenne, dans chacune d'elles, soit égale, à un ou deux millimètres d'eau près, à la pression extérieure.

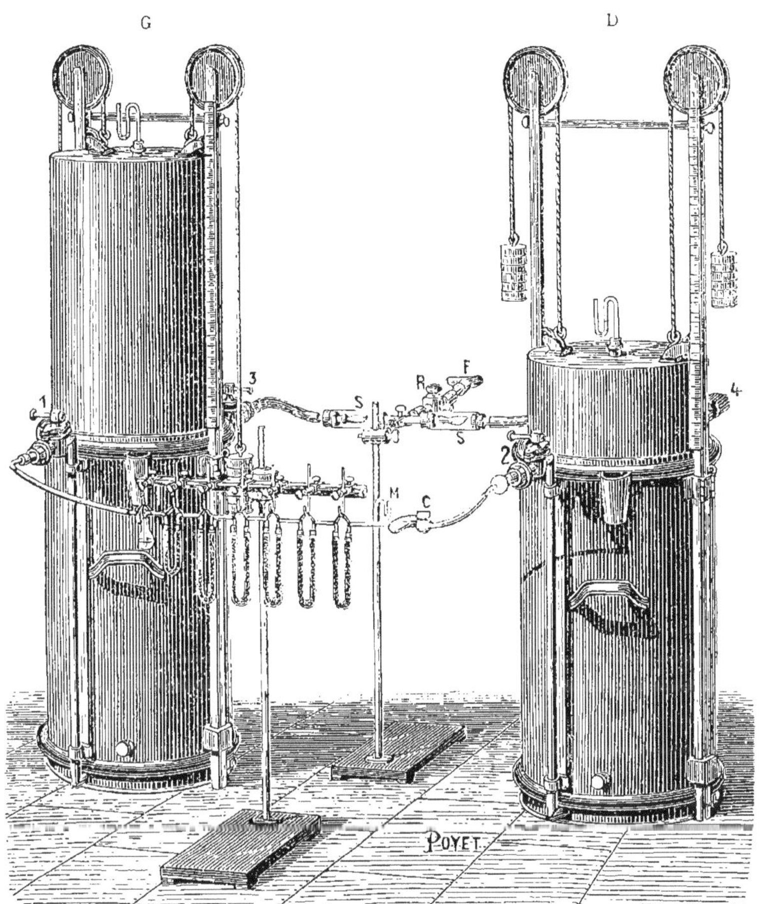

Fig. 8. — Gazomètres accouplés pour l'étude de la respiration.

Le sujet de l'expérience est muni du pince-nez et du ferme-bouche de l'appareil Denayrouze F. Ce ferme-bouche est en rapport, par l'intermédiaire d'un fort robinet à 3 voies R, avec un tube en T, placé entre deux soupapes en caoutchouc S, S. Le jeu de ces diverses pièces se comprend à la simple inspection de la figure 8.

Au moyen du robinet à trois voies R, on peut faire respirer le sujet à volonté, soit dans l'air du laboratoire, soit dans l'appareil, et, dans ce dernier cas, les robinets 3 et 4 étant ouverts, il est évident qu'il inspirera dans le gazomètre G et expirera dans le gazomètre D.

Au début, et les choses étant ainsi disposées, j'ouvre largement le robinet 2 après en avoir momentanément séparé le caoutchouc; je surcharge la cloche D avec un poids, puis je respire pendant quelques minutes dans l'appareil, de façon à balayer, avec les gaz expirés, l'air contenu dans ce que j'appellerai les espaces nuisibles. On élimine ainsi toute correction relative à ces espaces.

J'interromps par un demi-tour du robinet R cette opération préliminaire et, cela fait, je ferme le robinet 3 et j'enlève le poids surchargeant la cloche D.

Enfin je procède à la lecture exacte du volume de gaz restant dans la cloche G.

Je reprends dans la bouche la pièce F, je laisse ma respiration prendre son rythme régulier dans l'air du laboratoire, et ce point obtenu, au début d'une inspiration, je tourne le robinet R de façon à respirer désormais dans l'appareil.

De l'autre main, je déclanche simultanément l'arrêt d'un excellent compteur à secondes, et je respire tranquillement pendant quinze minutes; lorsqu'elles sont écoulées, j'arrête l'expérience en tournant le robinet R.

A ce moment, je ferme tous les autres robinets, puis j'attends une heure avant de procéder à la lecture du volume de l'air expiré, afin de lui laisser prendre exactement la température du laboratoire. Il va sans dire qu'au moment des lectures, il faut noter la température ambiante et la hauteur barométrique, tous les volumes relevés devant être ramenés à l'état sec à 0° et à 760mm.

De ces premières observations fort simples, faites au moyen des règles divisées que portent les gazomètres, on déduit les volumes d'air inspiré et d'air expiré pendant un quart d'heure.

La composition de l'air inspiré est connue quand il s'agit d'air ordinaire, et déterminée par l'analyse eudiométrique si l'expérience a lieu dans l'air suroxygéné.

Reste à analyser l'air expiré, opération à laquelle on procède en suivant à très peu de chose près les indications précédemment données pour le dosage de l'acide carbonique (chap. V). Pour cela on met le gazomètre D, qui renferme les produits gazeux de la respiration, en communication avec une série de tubes en U en ouvrant le robinet 2. Les deux premiers de ces tubes renferment du chlorure de calcium en petits morceaux ou de la ponce sulfurique ; les trois suivants sont remplis dans leurs trois premiers quarts avec de la chaux sodée récente en fragments gros comme un pois, et dans leur dernier quart avec du chlorure de calcium. On place à la suite un petit tube rempli de la même façon et servant de témoin (son poids ne doit pas varier) et enfin un petit ballon laveur de Cloëz, qui contient un peu d'acide sulfurique pur, et qui permet d'apprécier la vitesse du courant gazeux.

Ce courant se règle à raison de huit ou dix litres par heure au moyen du robinet à cadran C.

Pour éviter toute perte d'acide carbonique, on maintient dans l'appareil pendant le dosage une pression légèrement inférieure à celle de l'atmosphère. A défaut d'une trompe, on peut utiliser à cet effet l'autre gazomètre G, qu'on vide d'abord de l'air qu'il renferme encore, et qu'on met en rapport avec le système des tubes absorbants, après avoir surchargé ses contre-poids, de façon à produire une aspiration.

On ne soumet à l'analyse que le quart ou le cinquième de l'air expiré recueilli dans le gazomètre D, ce qui exige trois ou quatre heures ; mais il convient d'ajouter qu'une fois mis en train le dosage ne demande aucune surveillance ; il faut seulement avoir soin de placer sur l'une des tiges latérales du gazomètre D, à la hauteur convenable, une pince d'arrêt sur laquelle viendra buter la cloche, lorsque la quantité voulue de gaz aura passé à travers les appareils absorbants.

Ce point atteint, on ferme les robinets, on lit le volume du gaz réellement soumis à l'analyse, et on pèse, après complet refroidissement, les tubes à chaux sodée qu'on avait tarés avant l'opération.

Soient P leur augmentation de poids, V le volume total de l'air expiré, v celui de la fraction ayant servi au dosage, volumes ramenés tous les deux à l'état sec à 0° et à 760mm,

$$\frac{PV}{v}$$

représente évidemment le poids d'acide carbonique exhalé en un quart d'heure, et

$$\frac{PV}{v \times 1.9666} = x$$

son volume.

Appelons maintenant Z le volume également ramené à l'état sec à 0° et à 760mm de l'air inspiré durant le même laps de temps, celui de l'oxygène absorbé sera sensiblement égal à

$$Z - V + x$$

en admettant toutefois — ce qu'on peut faire sans erreur sensible — que l'azote n'ait subi aucun changement.

Tel était mon procédé primitif de dosage de l'acide carbonique; je l'ai avantageusement modifié depuis en changeant l'appareil absorbant de manière à recueillir et à peser la totalité de ce gaz contenu dans l'air expiré.

A cet effet, tout le contenu du gazomètre D traverse, bulle à bulle, et à raison de 15 à 20 litres par heure, d'abord deux laveurs de Cloëz L L' à demi pleins d'acide sulfurique pur, ensuite un tube à boules de Geissler B de grandes dimensions, qui renferme 100^{cc} de lessive de potasse à 40° répartis entre ses trois renflements inférieurs, enfin un grand tube en U à bouchons rodés T, formant en même temps robinets, et plein de potasse en pastilles (fig. 9).

L'aspiration est produite par une trompe de Golaz et réglée par une soupape de Muller E, garnie de mercure ; un tube à chlorure de calcium, non représenté dans la figure, empêche tout retour d'humidité.

L'appareil de Geissler et le tube à potasse solide sont pesés ensemble avant et après chaque dosage sur une balance pouvant porter un kilogramme dans chaque plateau, et accusant nettement 5 milligrammes sous cette charge. La tare est toujours faite avec des pièces semblables soufflées dans le même verre.

J'ai fait d'abord, pour essayer la méthode, huit expériences dans l'air ordinaire, et, comme moyen de contrôle, je prélevais chaque fois un échantillon d'air expiré que j'analysais sur la cuve de Doyère, en le mettant successivement en contact, au moyen de pipettes de Salet, avec la potasse caustique pour absorber l'acide carbonique, et avec une solution d'acide pyrogallique pour absorber l'oxygène.

J'obtenais de la sorte deux chiffres, tant pour l'acide carbonique exhalé que pour l'oxygène absorbé, déduits l'un du dosage par pesée, et l'autre de l'analyse gazométrique.

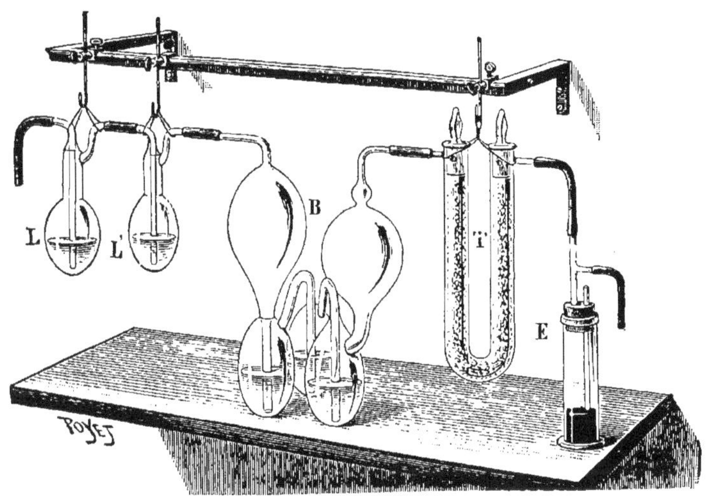

Fig. 9.

Ces huit essais ont été faits sur moi-même pendant huit jours consécutifs du mois de juillet 1884. J'y procédais toujours le matin à jeun, vers huit heures, et je me soumettais, autant que faire se peut, à un régime régulier.

EXPÉRIENCE N° 1.

En 15' j'ai inspiré. . . . . . 145l5 d'air
et expiré. . . . . 143 9 —

Température, 18°. Pression corrigée, 763mm5.

Soit pour une heure :

	Volumes humides t 18°. P. 763m5	Volumes secs t 0° P. 760
Air inspiré.	582l0	537l8
Air expiré..	575 6	532 0

L'acide carbonique, condensé dans les appareils absorbants, pesait (totalité de l'air expiré) :

$$52^{gr}48 - 44^{gr}23 = 8^{gr}25$$

ou pour une heure 33gr00, ou en volume 16l78.

L'oygène absorbé durant ce temps est égal à :

$$537^l8 - 532^l0 + 16^l78 = 22^l58$$

$$\frac{CO^2}{O} = 0.74$$

Contrôle par l'analyse de l'air expiré.

Volume primitif.	27cc54
— après Ko. . . .	26 65
— après pyrogallate. .	22 0)

On en déduit pour la composition de l'air expiré :

100 vol. renferment	CO^2. . . .	3.23
	O.	16.88
	Az. . . .	79 89

Ce résultat conduit aux chiffres suivants :

CO^2 contenu dans l'air durant 15'. 4l345
O — — 22 585

D'autre part l'oxygène dans l'air inspiré est égal à . 28 160

D'où l'on tire les résultats suivants :

CO^2 expiré à l'heure. . .	17l38	$\frac{CO^2}{O} = 0.765$
O absorbé.	22 70	

EXPÉRIENCE N° 2.

En 15' j'ai inspiré.	119^{l}3
et expiré.	115 1

Température, 18.5 Pression corrigée, 764^{mm}5.

Soit pour une heure :

	Volumes humides t 18,5. P 764^{mm}5°	Volumes secs t 0°. P 760^{mm}
Air inspiré. . . .	477^{l}2	449^{l}5
Air expiré. . . .	460 4	443 9

L'acide carbonique condensé dans les appareils absorbants (totalité de l'air expiré) pesait :

7^{gr}95

soit pour une heure 31^{gr}80, ou en volume 16^{l}17.

L'oxygène absorbé pendant le même temps est égal à :

$$449^{l}5 - 443^{l}9 + 16^{l}17 = 21^{l}77$$

$$\frac{CO^2}{O} = 0.740$$

Contrôle par l'analyse de l'air expiré.

Volume primitif.	29^{cc}16
— après Ko. . . .	28 11
— après pyrogallate. .	26 34

On en déduit que 100 vol. d'air expiré renferment :

CO^2. . . .	3.60
O.	16.36
Az	80.04

Ce résultat conduit aux chiffres suivants :

CO^2 contenu dans l'air expiré pendant 15'. . . .	4^{l}000
O —	18^{l}170
D'autre part l'O contenu dans l'air inspiré est égal à.	23 535

D'où l'on tire les résultats suivants :

CO^2 expiré à l'heure. . .	16^{l}	$\frac{CO^2}{O} = 0.745$
O absorbé.	21 46	

EXPÉRIENCE N° 3.

En 15' j'ai inspiré. . . . . . 99^l5 d'air
et expiré. . . . . . . 98 5 —

Température, 20°5. Pression corrigée, 765^{mm}3.

Soit pour une heure :

	Volumes humides t 20°5 P.765^{mm}3	Volumes secs t 0° P. 760^{mm}
Air inspiré. . . .	398^{l}0	363^{l}6
Air expiré	394 0	359 7

La totalité de l'air expiré a laissé dans les appareils absorbants :

60^{gr}12 — 53^{gr}84 = 6^{gr}28 de CO^2

soit pour une heure 25^{gr}12, ou en volume 12^{l}81.

L'oxygène absorbé durant ce temps est égal à :

363^{l}6 — 359^{l}7 + 12^{l}81 = 16^{l}71

$$\frac{CO^2}{O} = 0.76$$

Contrôle par l'analyse gazométrique de l'air expiré.

Volume primitif.	27^{cc}61
— après Ko. . . .	26 64
— après pyrogallate. .	22 06

On en déduit que 100 vol. d'air expiré renferment :

CO^2. . . .	3.51
O.	16.59
Az. . . .	79.90

Ce résultat conduit aux chiffres suivants :

CO^2 contenu dans l'air inspiré pendant 15'. . . .	4^{l}215
O — — —	19 920
D'autre part l'air inspiré renferme.	25 385

D'où l'on tire les résultats suivants :

CO^2 expiré à l'heure. . .	12^{l}65	$\frac{CO^2}{O} = 0.77$
O absorbé.	16 39	

EXPÉRIENCE N° 4.

En 15' j'ai inspiré. . . . . . 102l0 d'air
et expiré. . . . . 100 9 —

Température, 21°. Pression corrigée, 762mm2.

Soit pour une heure :

	Volumes humides t 21° P 762mm2	Volumes secs t 0° P 760mm
Air inspiré. . . .	408l0	370l6
Air expiré. . . .	403 6	366 5

La totalité de l'air expiré, après barbotage, a fourni en acide carbonique aux appareils absorbants : 6gr90 de CO^2, soit pour une heure 27gr60, ou en volume 14l03.

L'oxygène absorbé est donc égal à :

$$370^l6 - 366^l5 + 14^l03 = 18^l13$$

$$\frac{CO^2}{O} = 0.77$$

L'analyse gazométrique de l'air expiré a été perdue.

EXPÉRIENCE N° 5.

En 15' j'ai inspiré. . . . . . 113l5 d'air
et expiré. . . . . 112 6 —

Température, 22°. Pression corrigée, 761mm2.

Soit, pour une heure :

	Volumes humides t 22° P 761mm2	Volumes secs t 0° P 760mm
Air inspiré. . . .	454l0	409l9
Air expiré. . . .	450 4	406 4

La totalité de l'air expiré a fourni : 7gr75 de CO^2, soit pour une heure 31gr00, ou en volume 15l82.

L'oxygène absorbé durant ce temps est égal à :

$$409^l9 - 406^l4 + 15^l82 = 19^l32$$

$$\frac{CO^2}{O} = 0.82$$

L'analyse de l'air expiré n'a pas été faite.

EXPÉRIENCE N° 6.

En 15' j'ai inspiré.	114^{l}0 d'air
et expiré.	113 1 —

Température, 21°. Pression corrigée, 757^{mm}2.

Soit pour une heure :

	Volumes humides	Volumes secs
	t 21° P 757^{mm}2	t 0° P 760^{mm}
Air inspiré. . . .	456^{l}0	411^{l}6
Air expiré. . . .	352 4	408 3

La totalité de l'air expiré a cédé aux appareils absorbants :

7^{gr}55 de CO^2

soit pour une heure 30^{gr}20, ou en volume 15^{l}36.

L'oxygène absorbé durant ce laps de temps est égal à :

$$411^{l}6 - 408^{l}3 + 15^{l}36 = 18^{l}66$$

$$\frac{CO^2}{O} = 0.82$$

Contrôle par l'analyse gazométrique de l'air expiré.

Volume primitif. . . .	28^{cc}22
— après Ko. . . .	27 15
— après pyrogallate .	22 48

On en déduit que 100 vol. d'air expiré renferment :

CO^2. . . .	3.79
O.	16.57
Az.	79.65

Ce résultat conduit aux chiffres suivants :

CO^2 contenu dans l'air expiré durant 15'. . . .	3^{l}875
O — — —	16 935
D'autre part l'oxygène dans l'air inspiré est égal à	21 555

D'où l'on tire les résultats suivants rapportés à une heure :

CO^2 expiré.	15^{l}50	$\frac{CO^2}{O} = 0.84$
O absorbé.	18 48	

EXPÉRIENCE N° 7.

En 15' j'ai inspiré.	131l 0 d'air
et expiré.	130 3 —

Température, 22°. Pression corrigée, 755mm 6.

Soit pour une heure :

	Volumes humides	Volumes secs
	t 22 P 755mm 6	t 0° P 760mm
Air inspiré. . . .	524l 0	469l 4
Air expiré. . . .	521 2	466 6

La totalité de l'air expiré a fourni, après barbotage, aux appareils absorbants :

7gr 75 de CO^2

soit pour une heure 31gr 00 ou en volume 15l 82.

L'oxygène absorbé pendant ce laps de temps est égal à :

469l 4 — 466l 6 + 15l 82 = 18l 62

$$\frac{CO^2}{O} = 0.85$$

Contrôle par l'analyse gazométrique de l'air expiré.

Volume primitif.	29cc 39
— après Ko.	28 40
— après pyrogallate. .	23 38

On en déduit que 100 vol. renferment :

CO^2. . . .	3.37
O.	17.08
Az	79.55

Ce résultat conduit aux chiffres suivants :

CO^2 contenu dans l'air expiré durant 15'	3l 935
O — — —	19 925
D'autre part l'oxygène contenu dans l'air inspiré. .	24 580

D'où l'on tire les résultats suivants :

CO^2 expiré à l'heure. . .	15l 74	$\frac{CO^2}{O} = 0.84$
O absorbé.	18 66	

EXPÉRIENCE N° 8.

En 15′ j'ai inspiré.	115^{l}3 d'air
et expiré.	114 6 —

Température, 20°. Pression corrigée, 765^{mm}3.

Soit pour une heure :

	Volumes humides t 20° P 765^{mm} 3	Volumes secs t 0° P 760^{mm}
Air inspiré. . .	461^l 2	423^l 0
Air expiré. . .	458 4	420 0

La totalité de l'air expiré a fourni : 8^{gr} 10 de CO^2, soit pour une heure 32^{gr}40, ou en volume 16^l 48.

L'oxygène absorbé pendant ce temps est égal à :

$$423^l0 - 420^l0 + 16^l48 = 19^l48$$

$$\frac{CO^2}{O} = 0.846$$

Contrôle par l'analyse gazométrique de l'air expiré.

Volume primitif.	28^{cc} 32
— après Ko.	27 21
— après pyrogallate. .	22 54

On en déduit que 100 vol. d'air expiré renferment :

CO^2. . . .	3.92
O.	16.49
Az. . . .	79.59

Ce résultat conduit aux chiffres suivants :

CO^2 contenu dans l'air expiré en 15′.	4^l 120
O — — —	17 315
D'autre part, l'O dans l'air inspiré.	22 150

D'où l'on tire les résultats suivants :

CO^2 expiré à l'heure. . .	16^l 48	$\frac{CO^2}{O} = 0.85$
O absorbé.	19 38	

Le tableau suivant résume les résultats obtenus dans ces huit premières expériences préliminaires. Seulement, pour les classer, on a tenu compte, non de leur numéro d'ordre, mais du chiffre de la ventilation pulmonaire à l'heure :

Numéro de l'expérience	Ventilation à l'heure		CO^2 à l'heure déduit		O à l'heure calculé	
	observée	calculée à l'état sec à 0° et à 760mm	des dosages par pesée	des analyses gazométriques	par différence	par l'analyse gazométrique
3	398l 0	363l 6	12l 81	12l 65	16l 71	16l 39
4	408 0	370 6	14 03		18 13	
5	454 0	409 9	15 82		19 32	
6	456 0	411 6	15 36	15 50	18 66	18 48
8	461 2	423 0	16 48	16 48	19 48	19 38
2	477 2	449 5	16 17	16 00	21 77	21 46
7	524 0	469 4	15 82	15 74	18 62	18 66
1	582 0	537 8	16 78	17 38	22 58	22 70
			à l'état sec à 0° et à 760			

Une première conclusion ressort de ce tableau, c'est qu'à une exception près (expérience n° 1) les chiffres obtenus par les deux méthodes concordent d'une façon satisfaisante. Néanmoins le procédé par pesée de l'acide carbonique présente évidemment plus de garantie.

Conformément à ce qui avait été observé par Vierordt, on voit que si l'on s'écarte du chiffre moyen de la ventilation pulmonaire, les proportions d'acide carbonique produit dans un temps donné varient dans le même sens. Toutefois, il paraît exister un chiffre normal de la circulation aérienne aux environs duquel l'exhalation de l'acide carbonique n'est que faiblement influencée ; le chiffre de l'oxygène absorbé est moins régulier, ce qui tient sans doute à la difficulté d'obtenir un régime alimentaire uniforme, et à ce que le dosage de ce gaz par différence est moins exact que celui de l'acide carbonique.

Quoi qu'il en soit, j'ai déduit de ces essais un procédé me permettant, pour la solution du problème que j'avais en vue, d'obtenir des résultats comparables.

Pour cela, je me suis astreint à étudier le même jour et coup sur coup, à très peu d'intervalle, ma respiration d'abord dans l'air ordinaire, puis dans l'air suroxygéné. J'éliminais ainsi, pour cette double expérience, les variations dans le quotient respiratoire afférentes aux irrégularités inévitables du régime alimentaire.

En outre, pour obtenir une ventilation pulmonaire toujours la même, je faisais à la minute douze inspirations égales chacune à deux tiers de litre.

A cet effet j'ai employé, pour emmagasiner les gaz expirés dans ces expériences comparatives, deux gazomètres en cuivre étamé, dont les cuves annulaires étaient remplies d'huile de vaseline, et j'ai pris, comme réservoir d'air à inspirer, un troisième gazomètre semblable en zinc verni, dont la règle portait une graduation spéciale (180 divisions = 120 litres).

Je plaçais, à côté de cette règle, un compteur à secondes sur la marche duquel je réglais mes mouvements respiratoires. Chaque inspiration durait un peu moins de deux secondes, chaque expiration un peu plus ; venait ensuite une pose d'une seconde environ, soit en tout cinq secondes pour une respiration ; à chaque mouvement inspiratoire, je faisais baisser d'une division l'index de la cloche renfermant le gaz à inspirer.

J'exécutais une première expérience avec 120 litres d'air ordinaire inspirés de cette manière en 15', en suivant par ailleurs toutes les précautions indiquées, et que j'expirais dans un des gazomètres en cuivre étamé. Cela fait, d'un sac de caoutchouc renfermant 200 litres d'oxygène pur, à un titre connu, préparé de la veille, je faisais passer 120 litres de gaz dans le gazomètre en zinc verni ; je respirais d'abord les 80 litres d'oxygène restant dans le sac, et je balayais, en les expirant, les espaces nuisibles du second gazomètre en cuivre ; enfin, je terminais, en respirant également en 15' les 120 litres d'oxygène mis à part, et en les emmagasinant dans ce dernier gazomètre après leur passage à travers mes poumons. Je procédais ensuite et simultanément aux analyses des gaz expirés, en faisant passer le contenu de chacun des deux gazomètres récepteurs à travers un appareil absorbant semblable à celui représenté figure 9.

L'oxygène absorbé était calculé par différence. Je n'ai pas jugé nécessaire de contrôler les résultats par l'analyse gazométrique des gaz expirés.

EXPÉRIENCE COMPARATIVE N° 1.

A. — En 15′ j'ai inspiré. . . . 120^{l} d'air ordinaire
et expiré. . . . 118 9 —

Température, 20°. Pression corrigée, 763^{mm}5.

Soit pour une heure :

	Volumes humides t 20° P 763^{mm} 5	Volumes secs t 0° P 760^{mm}
Air inspiré. . . .	480^{l} 0	449^{l} 2
Air expiré. . . .	475 6	445 2

La totalité de l'air expiré a cédé aux appareils absorbants :

8^{gr} 10 de CO^2

soit à l'heure 32^{gr} 40, ou en volume 16^{l} 48.

L'oxygène absorbé durant ce temps est égal à :

$$449^{l}2 - 445^{l}2 + 16^{l}48 = 2\ ^{l}48$$

$$\frac{CO^2}{O} = 0.80$$

B. — En 15′ j'ai inspiré. . . 120^{l} d'oxygène à 95 0/0.
et expiré. . 118^{l} 8 —

Température, 20°. Pression corrigée, 763^{mm} 5.

Soit pour une heure :

	Volumes humides t 20° P 763^{mm}5	Volumes secs t 0° P 760^{mm}
Gaz inspiré. . .	480^{l} 0	449^{l} 2
Gaz expiré . . .	475 2	444 8

La totalité du gaz expiré a cédé aux appareils absorbants :

8^{gr} 22 d'acide carbonique

soit pour une heure 32^{gr} 88, ou en volume 16^{l} 72.

L'oxygène absorbé durant ce temps est égal à :

$$449^{l}2 - 444^{l}8 + 16^{l}72 = 21^{l}12$$

$$\frac{CO^2}{O} = 0.79$$

EXPÉRIENCE COMPARATIVE N° 2.

A. — En 15' j'ai inspiré. . . . 120[l] d'air ordinaire
et expiré. . . . . 119 — —

Température, 20°5. Pression corrigée, 764mm.

Soit pour une heure :

	Volumes humides	Volumes secs
	t 20° 5 P 764mm	t 0° P 760mm
Air inspiré. . . .	480[l] 0	448[l] 8
Air expiré. . . .	476 0	444 9

La totalité de l'air expiré a cédé aux appareils absorbants :

7gr 90 de CO^2

soit pour une heure 31gr 60, ou en volume 16[l] 07.

L'oxygène absorbé pendant ce temps est égal à :

$$448^l 8 - 444^l 9 + 16^l 07 = 19^l 97$$

$$\frac{CO^2}{O} = 0.80$$

B. — En 15' j'ai inspiré. . . 120[l] d'oxygène à 40 0/0
et expiré. . . . 118 9 —

Température, 20°5. Pression corrigée, 764mm.

Soit pour une heure :

	Volumes humides	Volumes secs
	t 20° 5 P 764mm	t 0° P 760m
Gaz inspiré. . . .	480[l] 0	448[l] 8
Gaz expiré	475 6	444 7

La totalité du gaz expiré a cédé aux appareils absorbants :

7gr 83 de CO^2

soit pour une heure 31gr 22, ou en volume 15[l]88.

L'oxygène absorbé durant ce temps est égal à :

$$448^l 8 - 444^l 7 + 15^l 88 = 19^l 98$$

$$\frac{CO^2}{O} = 0.795$$

EXPÉRIENCE COMPARATIVE N° 3.

A. — En 15' j'ai inspiré. . . . 120[l] d'air ordinaire
et expiré. . . . 118 7 — —
Température, 21°. Pression non corrigée, 759[mm].

Soit pour une heure :

	Volumes humides	Volumes secs
	t 21° P 759[mm]	t 0° P 760[mm]
Air inspiré. . . .	480[l] 0	446[l] 1
Air expiré. . . .	474 8	441 3

La totalité de l'air expiré a cédé aux appareils absorbants : 7[gr] 98 de CO^2
soit pour une heure 31[gr] 92 ou en volume 16[l]23.

L'oxygène absorbé pendant ce temps est égal à :

446[l] 1 — 441[l] 3 + 16[l] 23 = 21[l] 03

$$\frac{CO^2}{O} = 0.77$$

B. — En 15' j'ai inspiré. . . 120[l] d'oxygène à 96 0/0
et expiré. . . . 118 6 — —
Température, 21°. Pression corrigée, 759[mm].

Soit pour une heure :

	Volumes humides	Volumes secs
	t 21° P 759[mm]	t 0° P 760[mm]
Gaz inspiré. . . .	480[l] 0	446[l] 1
Gaz expiré. . . .	474 4	440 9

La totalité du gaz expiré a cédé aux appareils absorbants : 7[gr] 80 de CO^2
soit pour une heure 31[gr] 20 ou en volume 15[l] 86.

L'oxygène absorbé durant ce temps est égal à :

446[l] 1 — 440[l] 9 + 15[l] 86 =2 1[l] 06

$$\frac{CO^2}{O} = 0.75$$

EXPÉRIENCE COMPARATIVE N° 4.

A. — En 15' j'ai inspiré. . . . . 120[l] d'air
et expiré. . . . 118 8 —

Température, 19°. Pression corrigée, 762mm3.

Soit pour une heure :

	Volumes humides	Volumes secs
	t 19° P 762mm3	t 0° P 760mm
Air inspiré. . . .	480[l] 0	450[l] 1
Air expiré. . . .	475 2	445 6

La totalité de l'air expiré a cédé aux appareils absorbants :

8gr 01 de CO^2

soit pour une heure 32gr 04, ou en volume 16[l] 29.

L'oxygène absorbé pendant ce temps est égal à :

$$450^l 1 - 445^l 6 + 16^l 29 = 20^l 79$$

$$\frac{CO^2}{O} = 0.78$$

B. — En 15' j'ai inspiré. . . . 120[l] d'oxygène à 42 0/0
et expiré. . . . 118[l] 7 —

Température, 19°. Pression non corrigée, 762mm 3.

Soit pour une heure :

	Volumes humides	Volumes secs
	t 19° P 762mm 3	t 0° P 760mm
Gaz inspiré. . . .	480[l] 0	450[l] 1
Gaz expiré.	474 8	445 3

La totalité du gaz expiré a cédé aux appareils absorbants :

8gr 19 de CO^2

soit pour une heure 32gr 76, ou en volume 16[l] 66.

L'oxygène absorbé pendant ce temps est égal à :

$$450^l 1 - 445^l 3 + 16^l 66 = 21^l 46$$

$$\frac{CO^2}{O} = 0.78$$

Le tableau suivant résume ces quatre expériences comparatives :

Expériences	Air ordinaire CO^2 produit à l'heure	Air ordinaire O consommé à l'heure	Oxygène à 95 0/0 CO^2 produit à l'heure	Oxygène à 95 0/0 O consommé à l'heure
1	16^{l} 48	20^{l} 48	16^{l} 72	21^{l} 12
3	16 23	21 03	15 86	21 06
			Oxygène à 42 0/0	
2	16^{l} 07	19^{l} 97	15^{l} 88	19^{l} 98
4	16 29	20 79	16 66	21 46

Les différences observées avec les chiffres obtenus dans l'air, qu'on respire dans l'oxygène presque pur ou dans l'oxygène à 40 0/0, sont donc encore insignifiantes et ne sauraient être mises sur le compte du changement de composition de l'atmosphère respirable.

CHAPITRE IX.

Conclusions. — Travaux récents. — Véritables indications de l'oxygène en thérapeutique.

Les expériences dont il vient d'être rendu compte portant sur l'homme et sur les animaux me paraissent établir, d'une façon irréfragable, que la présence d'un excès même considérable d'oxygène dans l'air que nous respirons ne détermine aucun changement appréciable dans la valeur des échanges respiratoires.

La loi que Paul Bert a cru pouvoir déduire de ses expériences n'est pas vérifiée. On a vu, en effet, que le taux de l'oxygène dans l'atmosphère close pouvait varier depuis 21 jusqu'à 95 0/0, en passant par plusieurs degrés intermédiaires, sans que les différences légères observées dans les chiffres de l'acide carbonique exhalé et de l'oxygène consommé puissent être attribuées à ces variations.

Quelque temps après la publication aux comptes rendus de l'Académie des Sciences (28 janvier 1884) d'une note dans laquelle j'annonçais ces résultats, note bientôt suivie d'un article plus complet inséré aux Annales de Physique et de Chimie (oct. 1884), parurent sur le même sujet trois autres mémoires confirmant pleinement mes conclusions. J'en emprunte le résumé à la Revue des Sciences médicales de Hayem[1].

I. — *Ueber die Aufnahme von Sauerstoff bei erhöhtem Procentgehalt desselben in der Luft* (Sur l'absorption d'oxygène dans une atmosphère suroxygénée), par S. Lukjanow (Zeitschrift für physiologische Chemie, Band VIII, p. 315, juin 1884).

Lukjanow a expérimenté, au moyen d'un appareil de Regnault et de Reiset (modifié légèrement), sur des rats adultes et nouveau-nés, des cochons d'Inde, un chien, un chat, un pigeon et un canari placés tantôt dans de l'air atmosphérique normal ou légèrement suroxygéné (21-30 0/0), tantôt dans un mélange riche en oxygène (60-90 0/0 d'O). Il a répété les expériences sur des animaux malades (saignée, fièvre septique). L'augmentation de la tension de l'oxygène respiré fut sans influence sur la consommation de ce gaz.

II. — *Neue Versuche über den Einflus des Sauerstoffgehaltes der Einathmungsluft auf den Ablauf der Oyydationsprocesse im thierischen Organismus* (Nouvelles expériences sur l'influence que la richesse en oxygène de l'air inspiré exerce sur la marche des phénomènes d'oxydation dans l'organisme animal), par G. Kempner (Archiv für Anatomie und Physiologie, p. 396, 30 septembre 1884).

Les expériences de Kempner ont été faites sur des lapins normaux ou curarisés au moyen d'un appareil respiratoire construit par Zuntz sur le principe de l'appareil de Regnault et Reiset. Le même appareil, sous une forme plus simple, avait été employé antérieurement dans de nombreuses recherches sur la respiration du lapin, exécutées à Bonn sous la direction de Pflüger.

L'animal respire, au moyen d'une canule trachéale, un mé-

1. Hayem. *Revue des Sciences Médicales* (15 avril 1885).

lange gazeux renfermé dans une cloche graduée exactement équilibrée dans toutes ses positions sur un bain de mercure. Des flacons laveurs contenant de la potasse servent de valvules d'inspiration et d'expiration et enlèvent CO^2 à mesure de sa production. Une disposition spéciale restitue automatiquement à la cloche l'oxygène consommé par l'animal. Une pompe aspirante et foulante annexée à l'appareil permet d'entretenir la respiration artificielle. Kempner a déterminé, au moyen de cet appareil, l'influence que la tension de l'oxygène dans l'air inspiré exerce sur la consommation de l'oxygène et sur la production de CO^2. L'influence d'une augmentation de la tension (20 à 30 0/0 d'O) est nulle. Par contre, une diminution relativement faible de la proportion d'oxygène dans l'air inspiré suffit déjà à diminuer l'intensité des échanges respiratoires.

L'influence d'une atmosphère ne contenant que 18 0/0 d'oxygène est déjà manifeste. Elle le devient encore plus si la proportion d'oxygène tombe à 15, à 10 0/0 ou au-dessous. Dans ces conditions l'absorption d'oxygène diminue notablement, l'exhalaison de CO^2 subit également une diminution, mais un peu moins importante.

IV. — *Influence des variations de la composition centésimale de l'air sur l'intensité des échanges*, par Léon Frédéricq (Livre jubilaire publié par la Société de Médecine de Gand, octobre 1884).

Léon Frédéricq arrive à la même conclusion. Les expériences ont été faites sur l'homme au moyen d'un appareil rappelant de loin celui qui a servi aux expériences de Kempner, mais beaucoup plus simple. Le sujet, situé également en dehors de l'appareil, respire l'air contenu dans un grand spiromètre, par le moyen d'une pièce buccale et d'un tube sur lequel sont intercalées des caisses de Schwann pour l'absorption de CO^2. Quand le sujet respire une atmosphère suroxygénée, il y a, au début de l'expérience, une légère augmentation dans la quantité d'oxygène absorbée. Cette augmentation ne se maintient pas et provient sans aucun doute de ce qu'une proportion d'oxygène plus grande se dissout dans le plasma sanguin et dans les autres liquides de l'organisme. Si l'on a soin, avant de commencer une expérience, de respirer pendant quelques instants le même mélange suroxygéné qui servira à l'expérience, on n'observe plus l'augmentation d'absorption d'oxygène du début.

La présence d'une petite quantité de CO^2 (légère dyspnée) dans le mélange respiré provoque une augmentation très manifeste de la consommation d'oxygène.

La dyspnée produite par diminution d'oxygène dans l'air respiré est, au contraire, caractérisée par une diminution dans l'absorption d'oxygène (Voir *R. S. M.*, p. 34, 1884).

Ces affirmations unanimes ont pourtant rencontré un contradicteur. M. Quinquaud est arrivé à cette conclusion paradoxale que les inhalations d'oxygène ralentissent les combustions intra-organiques.

Voici comment procède cet expérimentateur[1] :

Mesure du degré d'oxydation par le rapport des gaz du sang artériel aux gaz du sang veineux. Il suffit d'avoir à sa disposition deux pompes à mercure pour opérer l'extraction des gaz du sang simultanément : on prend le sang à l'aide de deux aspirateurs parfaitement jaugés ; l'extraction *proprement dite* des gaz, les analyses gazeuses, toutes les manœuvres sont faites en même temps et dans les mêmes conditions de température : un peu d'habitude suffit pour exécuter les divers temps de l'opération avec la plus parfaite simultanéité.

Quant à la signification de la grandeur du rapport, elle est facile à saisir : lorsque ce rapport est plus grand qu'à l'état normal, cela signifie que l'oxydation a été plus forte ; s'il est plus petit, cela veut dire que l'oxydation a été inférieure.

Prenons des exemples : dans des expériences sur les inhalations de l'oxygène, faites avec l'aide du docteur Butte, nous fai-

1. *Bulletin de la Société de Biologie,* 1884, p. 692.

sons en même temps l'extraction des gaz du sang veineux et du sang artériel avant et après l'inhalation.

Le sang veineux contient	avant l'inhalation	15^{cc}	pour 100 d'O.
—	après —	$17^{cc}5$	—
Le sang artériel contient	avant l'inhalation	$22^{cc}45$	—
—	après —	$23^{cc}45$	—

Donc, avant l'inhalation, il disparaissait dans les capillaires $22^{cc}45 - 15^{cc}$, c'est-à-dire $7^{cc}45$ d'oxygène qui servaient à l'oxydation. Après l'inhalation, il n'en disparaissait plus que $22^{cc}45 - 17^{cc}5$, c'est-à-dire $5^{cc}95$ ou $1^{cc}5$ en moins, c'est-à-dire un cinquième en moins de la consommation normale.

Je pense que les objections qu'on peut faire aux conclusions tirées de ces expériences sautent aux yeux. Ce n'est pas l'ensemble des combustions respiratoires qu'observe M. Quinquaud, mais seulement la disparition de l'oxygène dans une fraction plus ou moins importante du réseau capillaire de l'économie, et cela pendant un espace de temps très court, indéterminé, et qui n'est probablement pas le même dans les deux expériences qu'il oppose l'une à l'autre. Une révolution sanguine *complète* ne dure pas plus de 25 à 30 secondes !

Ce n'est pas tout ; l'animal soumis à l'expérience est certainement attaché sur une table et vient de subir, pour permettre les prises de sang, un traumatisme sérieux capable de provoquer à lui seul, sur la respiration, une perturbation autrement grave que celle qui peut résulter de l'inhalation de l'oxygène.

Pour ces raisons, qui me dispensent des autres, je ne crois pas que les expériences de M. Quinquaud, si intéressantes qu'elles soient, puissent être sérieusement opposées à celles, si nombreuses aujourd'hui, en y comprenant les miennes, dans lesquelles l'animal, libre et intact, a vécu dans une atmosphère plus ou moins riche en oxygène pendant des heures ou des journées entières, et j'estime que son ingénieuse méthode pourra plus utilement s'appliquer à l'étude d'autres questions.

Il me reste à dire quelques mots au sujet de l'emploi thérapeutique de l'oxygène. — On prescrit fréquemment aujourd'hui ce gaz en inhalations ; le lecteur trouvera dans le Dictionnaire encyclopédique des sciences médicales de Dechambre une excellente monographie due à M. E. Labbée, énumérant les cas divers où on a prescrit cette médication.

Tous les auteurs qui la conseillent déclarent à l'envi qu'elle a pour but de suroxygéner le sang et d'imprimer une plus grande activité aux combustions intra-organiques. — Nous savons maintenant par ce qui précède à quoi nous en tenir ; l'expérience directe contredit absolument les vues théoriques qui faisaient considérer ces effets comme certains. — Les mêmes opinions préconçues, et la théorie non démontrée qui attribue l'origine du diabète à une insuffisance des oxydations, ont conduit Demarquay et M. Bérenger-Féraud à ordonner dans cette maladie les inhalations d'oxygène. Ces médecins ont noté chez leurs malades une amélioration manifeste, mais comme en même temps ils les soumettaient sévèrement au régime alimentaire de Bouchardat, les faits qu'ils rapportent, ainsi que le remarque fort justement M. E. Labbée, ne prouvent absolument rien.

On peut malheureusement en dire autant de presque toutes les observations relatives à l'emploi thérapeutique de l'oxygène.

Le professeur G. Hayem, par exemple, a annoncé qu'il obtenait d'excellents résultats en faisant respirer tous les matins à ses chlorotiques dix à quinze litres d'oxygène ! L'appétit se réveillait, les forces renaissaient, et tous les signes d'une guérison, laquelle n'était, du reste, que passagère, se constataient à bref délai. — Je me rappelle qu'il y a bientôt trente ans, au début de ma carrière médicale, j'ai vu produire de semblables effets, dans la même maladie, par l'emploi des pilules *micæ panis*, ou encore des pilules fulminantes (ejusdem farinæ !) dues à Béhier ou à Noël Gueneau de Mussy, je ne m'en souviens plus au juste. — Mais ces maîtres éminents ne se faisaient et ne pouvaient se faire aucune illusion sur l'action de leur ingénieux moyen thérapeutique. Il agissait, disait-on alors, sur l'imagination des malades dont beaucoup étaient franchement hystériques en même temps qu'atteintes de chlorose. On explique aujourd'hui ces faits par la suggestion ; la science s'est enrichie tout au moins d'un mot !

D'autres médecins, pas plus que moi, n'ont pu vérifier les faits avancés par M. Hayem, même avec des doses moins homéopathiques[1].

On a encore conseillé les inhalations d'oxygène :

1° *Contre les vomissements incoercibles de la grossesse.*

Mais dans ma pratique personnelle j'ai vu à tour de rôle réussir ou échouer, contre ce cas pathologique, les médications les plus diverses et certaines des plus étranges. — Le professeur Pinard, qui se loue de l'emploi de l'oxygène, ne se borne pas à son emploi et fait à ses malades des injections sous-cutanées de chlorhydrate de morphine.

2° *Contre le symptôme vomissement en général* (G. Hayem).

Sans nier la possibilité de l'efficacité des inhalations d'oxygène dans ce cas, je me permettrai une hypothèse pour l'expliquer. — N'y aurait-il pas alors une véritable déglutition de ce gaz, favorisée par l'état nauséeux des malades ? — Son action se comprendrait ainsi et serait comparable à celle de la potion de Rivière, du champagne mousseux ou de la vulgaire eau de Seltz.

---

1. Quinquaud, *Bulletin de la Société de Biologie*, 1884, p. 692.

3° *Contre la dyspnée d'origine asthmatique ou cardiaque.*

Il m'est arrivé de voir quelques asthmatiques soulagés par l'oxygène. Ce n'est pas une raison suffisante pour appliquer la maxime trop souvent invoquée par les médecins : *Post hoc ergo propter hoc!* En revanche, je n'ai jamais obtenu un résultat appréciable en le faisant respirer aux cardiaques. La dyspnée, chez la plupart d'entre eux, sauf le cas de complications pulmonaires, provient non du manque d'oxygène, mais des obstacles mécaniques apportés à la circulation ; par suite, on comprend facilement qu'un afflux d'air ou d'oxygène pur ne puisse remédier en rien à ce pénible symptôme.

En résumé, j'estime que la conclusion émise en 1854 par Pereyra est toujours de saison :

On the Whole, then, I believe oxygen to be almost useless as remedy.

et je la traduirai, *fort librement,* ainsi qu'il suit :

Les inhalations d'oxygène constituent une médication de luxe, le plus souvent inutile, mais toujours inoffensive.

Certes, c'est déjà beaucoup, et je voudrais pouvoir en dire autant de tous les agents nouveaux, produits de synthèse dérivés de la série aromatique, extraits indéterminés de plantes exotiques, etc., que, sans études physiologiques sérieuses et trop souvent, hélas ! sans raison, on administre aux malades ! C'est ce qu'on appelle enrichir la thérapeutique, laquelle, à mes yeux, est déjà beaucoup trop riche, et présente au praticien un arsenal encombré dans lequel il doit souvent éprouver l'embarras du choix !

Pour en revenir à l'oxygène, il est un cas pourtant où son efficacité est certaine et peut s'expliquer par l'expérimentation physiologique. Je veux parler des empoisonnements dus à l'oxyde de carbone ou aux émanations méphitiques des fosses d'aisance. — Nous aurons occasion de revenir sur ce point dans le troisième livre de cet ouvrage.

LIVRE II

RECHERCHES SUR L'ANESTHÉSIE.

MÉTHODE DES MÉLANGES TITRÉS.

LIVRE II.

RECHERCHES SUR L'ANESTHÉSIE.

MÉTHODE DES MÉLANGES TITRÉS.

CHAPITRE Ier.

Influence du sommeil naturel sur l'activité des échanges respiratoires.

On sait depuis longtemps que le sommeil diminue l'activité des échanges pulmonaires. Ce fait, d'abord reconnu par Scharling, puis par Chossat, a été confirmé depuis par C. Schmidt[1], ainsi que par Pettenkofer et Voit[2]. Il a été récemment contesté par M. Ch. Richet[3]; mais je ferai simplement observer que l'appareil dont se sert ce physiologiste ne me paraît pouvoir se prêter que fort mal aux déterminations sur un sujet endormi, et je regarde, avec la majorité des expérimentateurs, ce fait comme bien établi.

Pettenkofer et Voit, dans leurs importantes études sur la nutrition et la respiration, tout en

---

1. C. Schmidt, *Chemisches Centralblatt*, 1872, n° 9.

2. Pettenkofer et Voit, *Annalen der Chemie und Pharmacie*, t. CXLI, p. 295 (nouvelle série, t. LXV).

3. *Comptes rendus de l'Ac. des Sciences*, t. CIV, p. 435, 1327 et 1825 (1887).

confirmant à ce point de vue les observations de leurs devanciers, avaient annoncé de plus qu'il y a, pendant le sommeil, une absorption supplémentaire d'oxygène et comme une véritable accumulation de ce gaz dans l'économie.

Voici, en chiffres ronds, les résultats de deux de leurs expériences destinées à mettre ce fait en évidence, et portant sur un homme de 28 ans, pesant 60 kilos, soumis au régime mixte.

	JOUR DE REPOS		JOUR DE TRAVAIL	
	12 h. de jour	12 h. de nuit	12 h. de jour	12 h. de nuit
CO^2 produit	271^l	193^l	450^l	203^l
O consommé	164^l	330^l	206^l	461^l
$\frac{CO^2}{O}$	1.75	0.58	2.18	0.44

Ce sont là, il est vrai, les chiffres extrêmes obtenus par les expérimentateurs allemands. — Mais ils me paraissent inacceptables. Jamais on ne voit le volume de l'acide carbonique exhalé dépasser à ce point, durant le jour, celui de l'oxygène absorbé. Remarquons, du reste, que, dans la méthode de Pettenkofer et Voit, l'oxygène consommé par le sujet en observation se trouve dosé par un procédé indirect très incertain.

Il faut ajouter que, durant la nuit, le sommeil est ordinairement accompagné d'abstinence, fait qui pourrait à lui seul, du moins au cas de régime mixte ou amylacé, expliquer une diminution du rapport $\frac{CO^2}{O}$. On sait, en effet, qu'un sujet à l'état de jeûne vit de sa propre substance, et se trouve, sous le point de vue du quotient respiratoire, dans les mêmes conditions que s'il se nourrissait exclusivement de viande.

Ces considérations m'ont décidé à étudier à nouveau l'influence du sommeil sur la respiration, en m'attachant à doser directement et séparément l'oxygène absorbé et l'acide carbonique produit pendant le jour et pendant la nuit.

L'appareil décrit au chapitre III du livre I se prêtait fort bien à ce genre d'expériences ; mais j'y ai introduit des modifications qui permettent de doser en outre l'eau exhalée et d'établir complètement le bilan des entrées et des sorties chez l'animal soumis aux essais.

A cet effet j'ai substitué aux trois laveurs, représentés dans la figure 1, six flacons de Cloëz disposés deux à deux sur trois rangées parallèles (fig. 10).

Pour chaque période de douze heures, je mesure 180^{cc} de potasse dans une pipette jaugée à deux traits, et divisée en fractions de 30^{cc} ; cette quantité de lessive alcaline est répartie entre cinq des laveurs. Les nos 1, 2, 5, 6, d'une capacité totale de 125^{cc} environ, en reçoivent chacun 30^{cc}, et le no 3, d'un volume double, reçoit le reste, soit 60^{cc}. Enfin le no 4, semblable au précédent, est garni avec 50^{cc} d'acide sulfurique concentré pur. Un tube à deux soupapes S empêche le retour des gaz d'un aspirateur dans l'autre. L'effet d'aspiration ou de refoulement des pipettes ne s'exerce

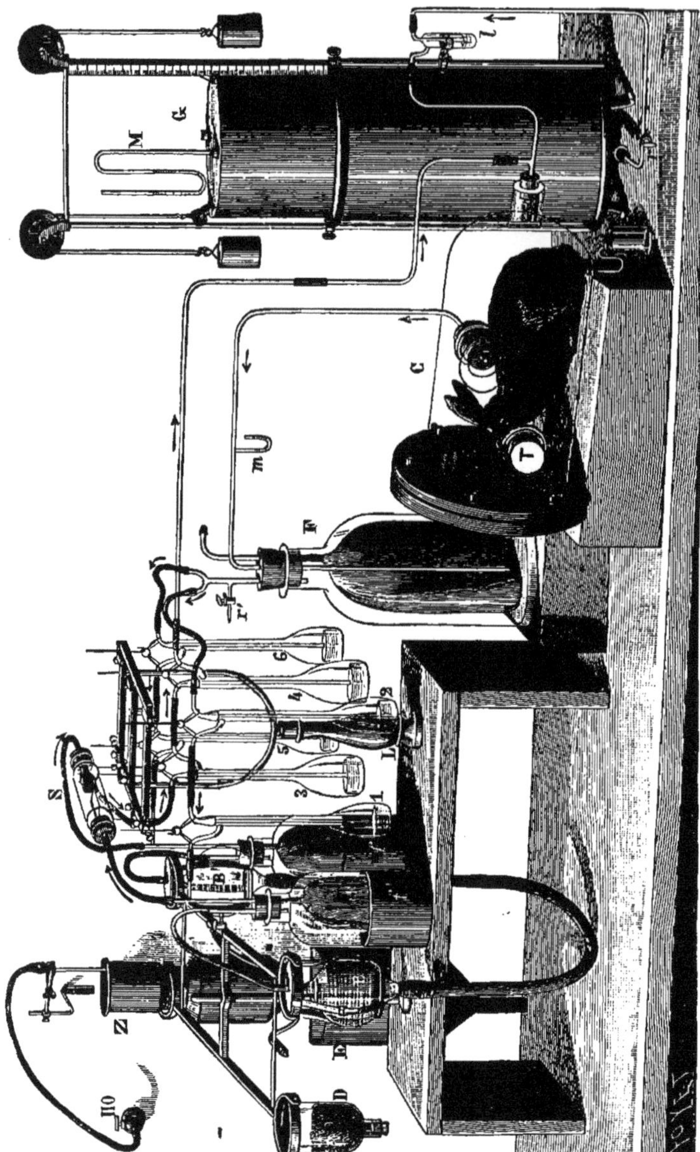

Fig. 10. — Appareil à déterminations totales pour l'étude de la respiration.

plus directement, mais par l'intermédiaire de deux sacs de caoutchouc enfermés dans les flacons f, f'. De cette façon, l'eau contenue dans les pipettes conserve invariablement son poids initial. En passant de la cloche dans les sacs, l'air barbote deux fois dans la potasse, et dans le trajet inverse du sac à la cloche, une fois dans la potasse et une fois dans l'acide sulfurique.

Le système des six flacons de Cloëz condense donc en totalité l'eau et l'acide carbonique. Il est pesé au début et à la fin de chaque expérience, et son augmentation de poids donne la somme des deux produits. On pèse ces six flacons en deux fois sur une balance pouvant porter un kilo dans chaque plateau et sensible à 0 gr. 005. La tare est toujours faite avec des appareils semblables lestés avec du plomb de chasse. Pendant les pesées et lorsqu'ils ne servent pas, les tubes des laveurs sont fermés avec des bouchons pleins en caoutchouc, tous numérotés, ainsi que les flacons correspondants.

Le flacon F, renfermant un sac de caoutchouc qui peut communiquer avec l'air extérieur, sert à faire par le robinet r' des prises de gaz, même importantes, sans altérer par un afflux d'oxygène la composition de l'atmosphère close.

On peut, à volonté, le supprimer ou le remplacer par un autre plus petit.

La cloche C, de forme allongée, permet d'opérer au besoin sur des lapins.

L'expérience terminée, on réunit la totalité des liqueurs alcalines dans un ballon jaugé ; on emploie, pour laver les barboteurs, de l'eau distillée bouillie ; le ballon est ensuite rempli jusqu'au trait, puis agité. On dose enfin l'acide carbonique sur une portion aliquote du liquide ainsi obtenu.

L'eau exhalée peut alors être calculée par différence.

Il faut posséder, pour ce genre de recherches, outre les trois laveurs lestés de plomb servant de tare, deux séries de six barboteurs chacune, que l'on emploiera, l'une pendant le jour et l'autre pendant la nuit.

L'oxygène débité par le spiromètre doit arriver sec dans la cloche, ce qui s'obtient tout simplement en remplaçant l'eau du laveur 1 par de l'acide sulfurique pur.

En dehors de ces particularités, chaque expérience se conduit exactement comme il a été dit au chapitre v de la première partie.

L'animal est pesé, à un centigramme près, au commencement et à la fin de chaque période de vingt-quatre heures. On pèse aussi la graine qu'il mange, l'eau qu'il boit et ses excréments. On a, de la sorte, tous les éléments nécessaires pour établir le bilan de sa nutrition, entrées et sorties, avec une précision remarquable.

J'en donnerai deux exemples.

Mes expériences sont au nombre de trois, divisées chacune en deux périodes, l'une de jour et l'autre de nuit.

Les deux premiers jours, l'animal a été introduit sous la cloche avec sa ration alimentaire ; dans la troisième, au contraire, il était à jeun depuis la veille au soir et a été maintenu à l'état d'abstinence pendant les vingt-quatre heures qu'il a passées dans l'appareil.

PREMIÈRE EXPÉRIENCE COMPARATIVE

A. — Période de jour (15 et 16 octobre 1887)

Tourterelle pesant 154gr 77, mise sous la cloche le 15, à 7 h. du matin :

Température : 4° 5. Pression corrigée : 756mm 9

On arrête à 5 h. du soir.

Température : 8° 5. Pression corrigée : 766mm 8

La température moyenne sous la cloche a été de 7°2.

Analyses gazométriques.

	ATMOSPHÈRE DE LA CLOCHE		OXYGÈNE du SPIROMÈTRE
	au début	à la fin	
O	20.95	18.86	94.20
Az	79.05	80.48	5.80
CO^2		0.66	
	100.00	100.00	100.00

Indications du spiromètre.

Au début 9l 90 à la température de 4° 5, sous la pression de 750mm 6
A 5 h... 5l 10 — 8° 5 — 758mm 4
Différence des deux volumes ramenés à l'état sec, à 0° et à 760mm
9l 619 — 4l 936 = 4l 683 de gaz renfermant
4l 411 d'O pesant 6gr 308
et 0l 272 d'Az — 0gr 341

Dosage de CO^2 absorbé par la potasse

Effectué sur le dixième des liqueurs alcalines.

Tubes à potasse avant + 6gr 6465 } = Tare
— après + 5gr 6340 }

CO^2 dégagé = 1gr 0125

CO^2 dans la totalité........... = 10gr 125
A déduire CO^2 préexistant[1].... 2gr 604

CO^2 provenant de l'animal..... 7gr 521

Poids des gaz renfermés dans l'appareil, calculés à l'aide des formules (1) (2) (3) (4) (5) (Chap. VI, liv. I).

	Au début	A la fin	Différence
O	3gr 784	3gr 393	0gr 391
Az	12 542	12 719	0 177
CO^2		0 143	0 143

Résultats définitifs.

L'animal a produit en 10 heures,

7gr 521 + 0gr 143 = 7gr 664 de CO^2 en vol. 3l 879

et consommé,

6gr 308 + 0gr 391 = 6gr 699 d'O en vol.... 4l 685
Acide carbonique exhalé à l'heure......... 0 388
Oxygène absorbé....................... 0 468

$$\frac{CO^2}{O} = 0.83$$

Excès d'azote trouvé finalement dans l'appareil. 0gr 177
Azote fourni par le spiromètre. 0 341

Différence. 0gr 164

1. Les 180cc de lessive de potasse employés renfermaient 2gr 604 de CO^2, moyenne de deux dosages.

B. — Période de nuit.

On a fait passer un fort courant d'air dans la cloche pendant qu'on changeait les barboteurs, et l'expérience, reprise à 5 h. 20, a été poursuivie jusqu'au lendemain matin 16, à 7 h. 20.

On arrête les pipettes à ce moment.

Température, 12°. Pression corrigée, 769m 0.

La température moyenne sous la cloche pendant la nuit a été de 9°, supérieure, par conséquent, de 2° à celle du jour.

Analyses gazométriques.

	ATMOSPHÈRE DE LA CLOCHE		OXYGÈNE du SPIROMÈTRE
	au début	à la fin	
O	20.95	17.54	94.20
Az	79.05	81.36	5.80
CO^2		1.10	
	100.00	100.00	100.00

Indications du spiromètre.

Au début 9l 85 à la températ. de 8°5, sous la pression de 758mm 4
A la fin 3 80 — 12° — 769 8

Différence des deux volumes ramenés à l'état sec, à 0° et à 760

9l 533 — 3l 633 = 5l 900 de gaz renfermant
5 558 d'O pesant 7gr 948
et 0 342 d'Az — 0gr 429

Dosage de CO^2 absorbé par la potasse

Effectué sur le dixième des liqueurs alcalines.

Tubes à potasse avant + 8gr 500 } = Tare
— après + 7 434 }

CO^2 dégagé. . . .	1gr 066
et CO^2 dans la totalité =	10gr 660
A déduire CO^2 préexistant.	2 604
CO^2 fourni par l'animal.	8gr 056

Poids des gaz renfermés dans l'appareil, calculés à l'aide des formules (1) (2) (3) (4) (5).

	Au début	A la fin	Différence
O	3gr 769	3gr 118	0gr 651
Az	12 494	12 704	0 210
CO^2	»	0 2355	0 2355

Résultats définitifs.

L'animal a produit en 14 heures,	
8gr 056 + 0gr235 = 8gr 291 de CO^2 ou en vol.	4l 193
et consommé,	
7gr 948 + 0gr 651 = 8gr 599 d'O ou en vol. .	6l 013
Acide carbonique exhalé à l'heure.	0 300
Oxygène absorbé.	0 430

$$\frac{CO^2}{O} = 0.70$$

Excès d'azote trouvé dans l'appareil. . . .	0gr 210
Azote fourni par le spiromètre.	0 429
Différence	0gr 219

Dans cette expérience, le barboteur renfermant l'acide sulfurique s'est fendu et a laissé suinter quelques gouttes d'acide, ce qui a fait manquer le dosage de l'eau exhalée et n'a pas permis, par suite, d'établir le bilan des entrées et des sorties.

L'animal avait mangé en vingt-quatre heures 13gr82 de millet, mais n'avait pas su boire dans l'abreuvoir syphoïde enfermé avec lui sous la cloche; en raison de l'abstinence de liquide, il a perdu 7gr17 de son poids. (Poids au sortir de la cloche, 147gr60.)

DEUXIÈME EXPÉRIENCE COMPARATIVE

A. — Période de jour (2 et 3 novembre 1887)

Même tourterelle pesant 154gr 77 à son entrée dans l'appareil, mise sous la cloche le 2, à 7 h. 30 du matin.

Température, 12°. Pression corrigée, 745.9

On arrête à 6 h. 30 soir.

Température, 15°. Pression corrigée, 748.0

Température moyenne sous la cloche pendant le jour, 13° 5.

Analyses gazométriques.

	ATMOSPHÈRE DE LA CLOCHE au début	ATMOSPHÈRE DE LA CLOCHE à la fin	OXYGÈNE du SPIROMÈTRE
O	20.95	18.04	94.20
Az	79.05	81.15	5.80
CO^2	»	0.81	»
	100.00	100.00	100.00

Indications du spiromètre.

Au début 9l 60 à la température de 12°, sous la pression de 745mm9
A 6 h. 30 4l 70 — 15° — 748 0

Différence des deux volumes ramenés à l'état sec à 0° et à 760mm

8l 899 — 4l 311 = 4l 588 de gaz renfermant
4l 322 d'O pesant 6gr 180
et 0l 266 d'Az — 0gr 334

Dosage de CO^2 absorbé par la potasse.

Effectué sur 1/10me (150cc) de la totalité des liqueurs alcalines.

Tubes à potasse avant + 7gr 434 } = Tare
— après + 6 358 }

CO^2 dégagé. . . . = 1gr 076

10

Donc CO^2 dans totalité	= 10 760
A déduire CO^2 préexistant	2 604
CO^2 provenant de l'animal	8gr 056

Poids des gaz renfermés dans l'appareil, calculés à l'aide des formules (1) (2) (3) (4) (5).

	Au début	A la fin	Différence
O	3gr 610	3gr 076	0gr 534
Az	11 966	12 154	0 188
CO^2	»	0 166	0 166

Résultats définitifs.

L'animal a produit en onze heures,

8gr 156 + 0gr 166 = 8gr 322 de CO^2, soit en vol. 4l 203

et consommé,

6gr 180 + 0gr 534 = 6gr 714 d'O, soit en vol. 4l 695

Acide carbonique exhalé à l'heure. 0 383

Oxygène absorbé. 0 427

$$\frac{CO^2}{O} = 0.89$$

Excès d'azote trouvé finalement dans l'appareil. 0gr 188

Azote provenant du spiromètre. 0 334

0gr 146

B. — Période de nuit.

L'appareil a été balayé par un fort courant d'air, on a changé les barboteurs, et l'expérience, reprise à 7 h. du soir, a été poursuivie jusqu'au lendemain 3 novembre, 8 h. du matin.

On arrête les pipettes.

Température, 12°. Pression corrigée, 740mm 9.

La température moyenne a été de 13° 4, c.-à-d. sensiblement égale à celle du jour.

Analyses gazométriques.

	ATMOSPHÈRE DE LA CLOCHE au début	ATMOSPHÈRE DE LA CLOCHE à la fin	OXYGÈNE du SPIROMÈTRE
O	20.95	17.37	94.20
Az	79.05	81.75	5.80
CO^2	»	0.88	»
	100.00	100.00	100.00

Indications du spiromètre.

Au début 8^l 55 à la température de 15°, sous la pression de 748mm
A la fin, 3 50 — 12° — 741.9

Différence des deux volumes ramenés à l'état sec à 0° et à 760mm

7^l 842 — 3^l 223 = 4^l 619 de gaz renfermant
4^l 351 d'O pesant 6^{gr} 222
et 0^l 268 d'Az — 0^{gr} 340

Dosage de CO^2 absorbé par la potasse.

Effectué sur le dixième des liqueurs alcalines.

Tubes à potasse avant + 3^{gr} 064
— après + 2 052

CO^2 dégagé . . . . . 1^{gr} 012

et CO^2 dans la totalité. . = 10^{gr} 120
A déduire CO^2 préexistant 2 604

CO^2 provenant de l'animal. 7^{gr} 516

Poids des gaz renfermés dans l'appareil, calculés à l'aide des formules (1) (2) (3) (4) (5).

	Au début	A la fin	Différence
O	3^{gr} 572	2^{gr} 973	0^{gr} 599
Az	11 840	12 292	0 452
CO^2	»	0 181	0 181

Résultats définitifs.

L'animal a produit en treize heures de nuit,

$7^{gr}516 + 0^{gr}181 = 7^{gr}697$ de CO^2, en vol. 3^l892

et consommé,

$6^{gr}222 + 0^{gr}599 = 6^{gr}821$ d'O, en vol. 4^l783

Acide carbonique exhalé à l'heure. . . . 0^l299
Oxygène absorbé. . . . . 0^l368

$$\frac{CO^2}{O} = 0.81$$

Excès d'azote trouvé finalement. . . .	$0^{gr}452$
Azote provenant du spiromètre. . . .	0 340
Différence.	$0^{gr}112$

Bilan des entrées et sorties

Pendant les 24 heures qu'a duré l'expérience 2 :

Au début, l'animal pesait. . .	$156^{gr}57$	
Il a mangé : graine. . . .	17 81	
et bu : eau.	11 48	
Oxygène absorbé le jour.. .	6 714	
Oxygène absorbé la nuit.. .	6 821	
Total.	$199^{gr}395$	$199^{gr}395$
A la fin, il pèse.	$159^{gr}62$	
Il a exhalé en eau. . . .	14 566	
et acide carbonique. . . .	16 034	
Excréments.	9 10	
Total.	$199^{gr}320$	$199^{gr}32$
Différence. . . .		$0^{gr}075$

L'animal a gagné en poids $3^{gr}05$.

TROISIÈME EXPÉRIENCE COMPARATIVE

A. — Période de jour (6 et 7 novembre 1887)

Même tourterelle pesant 151gr 00 au début, introduite sans graine, mais avec son abreuvoir, sous la cloche, le 6, à 7 h. 35 du matin.

L'animal est à jeun depuis la veille au soir.

Température, 14°. Pression corrigée, 747mm 6.

On arrête à 6 h. 5′ du soir.

Température, 15°. Pression, 745mm 5.

Température moyenne sous la cloche pendant le jour, 14° 5.

Analyses gazométriques.

	ATMOSPHÈRE DE LA CLOCHE au début	ATMOSPHÈRE DE LA CLOCHE à la fin	OXYGÈNE du SPIROMÈTRE
O	20.95	18.41	94.20
Az	79.05	80.90	5.80
CO^2		0.69	
	100.00	100.00	100.00

Indications du spiromètre.

Au début, 7l 62. Température, 14°. Pression corrigée, 747mm 6.
A la fin, 4 30 — 15° — 745 5.

Différence des deux volumes ramenés à l'état sec, à 0° et à 760mm

7l 017 — 3l 928 = 3l 089 de gaz renfermant
2 910 d'O pesant 4gr 161
et 0 179 d'Az. pesant 0gr 223

Dosage de CO^2 absorbé par la potasse

Effectué sur le dizième des liqueurs alcalines.

Tubes à potasse avant + 2gr 387 } = Tare
— après + 1 661 }

CO^2 dégagé. . . . = 0 726

Donc CO^2 dans totalité. =	7^{gr} 260
A déduire CO^2 préexistant.	2 604
CO^2 provenant de l'animal.	4^{gr} 656

Poids des gaz renfermés dans l'appareil, calculés à l'aide des formules (1) (2) (3) (4) (5).

	Au début	A la fin	Différence
O	3^{gr} 586	3^{gr} 126	0^{gr} 460
Az	11 887	12 067	0 180
CO^2	»	0 141	0 141

Résultats définitifs.

L'animal a produit en 10 heures 30',

$4^{gr}656 + 0^{gr}141 = 4^{gr}797$ de CO^2, soit en vol.	2^l 426
et consommé,	
$4^{gr}161 + 0^{gr}460 = 4^{gr}621$ d'O, en vol. . . .	3 232
Acide carbonique exhalé à l'heure.	0 231
Oxygène absorbé	0 307

$$\frac{CO^2}{O} = 0.75$$

Excès d'azote trouvé finalement dans l'appareil.	0^{gr} 180
Azote fourni par le spiromètre.	0^{gr} 223
Différence.	0^{gr} 043

B. — Période de nuit.

A 6 h. 5' l'appareil a été balayé par un courant d'air. On a changé les barboteurs. Puis l'expérience, reprise à 6 h. 19', a été poursuivie jusqu'au lendemain matin 7 novembre et terminée à 7 h. 49'.

A ce moment on a arrêté les pipettes.

Température, 13°. Pression corrigée, 743^{mm} 2.

La température moyenne pendant la nuit a été de 14°.

Analyses gazométriques.

	ATMOSPHÈRE DE LA CLOCHE		OXYGÈNE du SPIROMÈTRE
	au début	à la fin	
O	20.95	17.72	94.20
Az	79.05	81.25	5.80
CO^2	»	1.03	»
	100.00	100.00	100.00

Indications du spiromètre.

Au début 7ˡ50 à la températ. de 15°, sous la pression de 745mm5
A la fin 3 64 — 13° — 743 2
Différence des deux volumes ramenés à l'état sec, à 0° et à 760mm
6ˡ851 — 3ˡ347 = 3ˡ504 de gaz renfermant
3 301 d'O pesant 5gr 248
et 0 203 d'Az — 0 254

Dosage de CO^2 absorbé par la potasse.

Effectué sur un dixième des liqueurs alcalines.

Tubes à potasse avant + 2gr 052 } = Tare
— après + 1 323 }

CO^2 dégagé. 0gr 729

CO^2 dans totalité. . . . 7gr 290
A déduire CO^2 préexistant. 2 604

CO^2 provenant de l'animal. 4gr 686

Poids des gaz renfermés dans l'appareil, calculés à l'aide des *formules* (1) (2) (3) (4) (5).

	Au début	A la fin	Différence
O	3gr 557	3gr 029	0gr 528
Az	11 792	12 220	0 428
CO^2		0 212	0 212

Résultats définitifs.

L'animal a produit en 13 heures 30',

4gr 626 + 0gr 212 = 4gr 898 de CO^2 ou en vol.	2l 477
et consommé,	
4gr 720 + 0gr 528 = 5gr 248 d'O ou en vol. .	3 670
Acide carbonique exhalé à l'heure. . . .	0 184
Oxygène absorbé.	0 270

$$\frac{CO^2}{O} = 0,68$$

Azote en excès trouvé finalement.	0gr 428
Azote déversé par le spiromètre.	0 254
Différence.	0gr 174

Bilan des entrées et des sorties.

Pendant les 24 heures de l'expérience n° 3 :

Au début, l'animal pesait. . .	154gr 00	
Il a bu (eau).	1 51	
Il a absorbé : oxygène jour	4 586	
— oxygène nuit	5 292	
	165gr 388	165gr 388
A la sortie, il pesait.	145gr 20	
Il a perdu eau	8 85	
Acide carbonique	9 52	
Excréments	1 76	
	165gr 33	165gr 330
Différence.		0gr 058

L'animal, durant ces vingt-quatre heures, malgré le jeûne, a subi une perte de poids relativement peu élevée : 8gr 80.

Les résultats de cette série d'expériences se trouvent réunis dans le tableau ci-dessous.

Numéros des Expériences	CO^2 exhalé en		O consommé en		Quotient $\frac{CO^2}{O}$		$\frac{CO^2 \text{ nuit}}{CO^2 \text{ jour}}$	$\frac{O \text{ nuit}}{O \text{ jour}}$
	1 h. jour	1 h. nuit	1 h. jour	1 h. nuit	le jour	la nuit		
1	388cc	300cc	468cc	430cc	0.83	0.70	0.77	0.92
2	382	299	427	368	0.89	0.81	0.78	0.86
3	231	184	307	270	0.75	0.68	0.79	0.88

Il ressort de ce tableau que pendant la nuit on voit diminuer les échanges respiratoires ; mais cette diminution ne se fait pas sentir également sur les chiffres de l'acide carbonique produit et de l'oxygène consommé. Tandis que la proportion de l'acide carbonique exhalé s'abaisse d'un cinquième en moyenne, celle de l'oxygène absorbé ne diminue que d'un dixième environ.

Il semble donc que pendant le sommeil il y ait moins de matière organique brûlée dans l'organisme, mais qu'en revanche son oxydation, sa combustion lente soit plus complète. Il convient d'ajouter que MM. Regnault et Reiset ont observé un fait analogue dans le sommeil hibernal de la marmotte.

Par contre, je n'ai pas observé dans ces expériences, soit quand l'animal était introduit avec sa ration dans l'appareil, soit quand on le maintenait à jeun, ce renversement complet du quotient respiratoire que MM. Pettenkofer et Voit auraient exceptionnellement constaté pendant la nuit, et qui leur a fait admettre la possibilité d'une sorte d'emmagasinement de l'oxygène.

Le tableau ci-dessus accuse des variations assez notables dans la valeur du quotient respiratoire pendant le jour. Ces variations s'expliquent par les différences du régime alimentaire. Dans l'expérience n° 2, l'animal a mangé 17gr81 de graine de millet et bu 11gr48 d'eau ; son poids s'est accru en vingt-quatre heures de 3gr05 ; aussi le quotient respiratoire atteint-il sa valeur la plus élevée correspondant à un régime riche en hydrates de carbone.

Pendant la première expérience il a mangé 13gr82 de la même graine, mais il n'a pas su boire, et il a subi une diminution de poids de 7gr17, perte de poids qu'il y a lieu de supposer s'être effectuée plutôt en eau qu'en matière sèche ; néanmoins l'animal a certainement consommé un peu de sa propre substance, et le rapport $\frac{CO^2}{O}$ tombe à 0,83, comme dans le régime mixte.

Enfin, dans l'expérience n° 3, notre tourterelle n'a reçu aucune nourriture et a bu seulement 1gr51 d'eau. Elle s'est donc trouvée dans les mêmes conditions qu'un sujet nourri de viande, et le quotient respiratoire atteint encore une valeur moindre, 0,75.

Les mêmes différences se retrouvent dans le même sens, quoique moins prononcées, entre les valeurs du quotient $\frac{CO^2}{O}$, calculées pour les périodes de nuit.

J'ai cru devoir donner, à titre de renseignement et de contrôle, les bilans des recettes et dépenses afférents aux expériences n°s 2 et 3; — un petit accident a empêché d'établir celui correspondant à la première; les différences sont très faibles: 75 milligrammes pour l'expérience n° 2, et 58 pour l'expérience n° 3. Mais je m'empresse de dire que ces chiffres sont particulièrement heureux et ne doivent pas faire illusion. En effet, l'excès d'azote trouvé est de 0^{gr}112 pour l'expérience n° 2 et de 0^{gr}174 pour l'expérience n° 3, ce qui entache le dosage de l'oxygène d'une erreur de 3 centigrammes pour la première expérience et de 4 centigrammes pour la seconde, en supposant toujours, ce qui n'est pas sûr, que l'animal ne consomme ni n'exhale d'azote.

Malgré cela, même en ajoutant les deux différences, l'erreur commise est encore très faible et n'atteint dans l'expérience n° 2 qu'un trois-centième de la valeur des *ingesta* (graine et eau) et un quatre-centième, en y comprenant l'oxygène. — Ce degré de précision est très satisfaisant et permet d'espérer que mon appareil modifié, à déterminations totales et directes, pourra être appliqué à l'étude des phénomènes de nutrition, et notamment des mutations encore si peu connues que subissent dans l'économie les diverses sortes d'aliments.

CHAPITRE II.

Influence du sommeil artificiellement provoqué sur les échanges respiratoires.

Par voie de généralisation j'ai été tout naturellement conduit à rechercher si le sommeil artificiellement provoqué par les agents hypnotiques ou anesthésiques imprime aux combustions organiques les mêmes modifications que le sommeil naturel.

J'ai mis en œuvre trois agents pour provoquer artificiellement le sommeil : la morphine, le chloral et le chloroforme. Je dois dire qu'un certain nombre d'expérimentateurs avaient déjà étudié l'influence de la morphine sur l'exhalation de l'acide carbonique, — mais avec des résultats contradictoires.

MM. de Bock et Bauer[1] avaient constaté que la production de l'acide carbonique et la consommation de l'oxygène diminuent chez les chiens endormis par l'action de cet alcaloïde et qu'elles augmentent au contraire chez les chats qui sont fortement excités.

---

1. *Zeitschrift für Biologie,* t. X, p. 340, 1874.

D'après M. Ch. Livon[1], de petites doses de morphine ralentissent l'activité de la respiration, tandis que des doses élevées produisent un résultat inverse.

Enfin M. Gréhant[2] a trouvé qu'une dose forte provoquant le sommeil chez un chien (2 centigr. par kilogramme du poids de l'animal) fait tomber au tiers la quantité d'acide carbonique exhalé.

Je n'ai rencontré dans la littérature scientifique aucun renseignement concernant l'action du chloral sur l'activité des combustions respiratoires. — Toutefois, il est d'observation vulgaire que ce médicament, donné à dose suffisante pour produire le sommeil, fait baisser notablement la température interne, et il était naturel de penser qu'il devait ralentir les oxydations intra-organiques.

L'action du chloroforme sur la respiration a été étudiée également par Paul Bert, dans un travail inséré au Bulletin de la Société de Biologie[3].

Dans l'obligation où j'étais d'expérimenter sur des chiens et n'ayant plus à ma disposition les gazomètres que j'ai décrits aux chapitres IV et VIII de la première partie, j'ai fait usage d'un

---

1. *Comptes rendus de l'Académie des Sciences*, t. XC, p. 321.
2. *Bulletin de la Société de Biologie*, 1882.
3. Paul Bert. *Bulletin de la Soc. de Biologie*, 1885, p. 442.

appareil analogue à celui qu'a imaginé M. Gréhant[1].

Je le décrirai brièvement.

Une rampe en fer creux de 15mm de diamètre intérieur porte deux robinets RR' dont la lu-

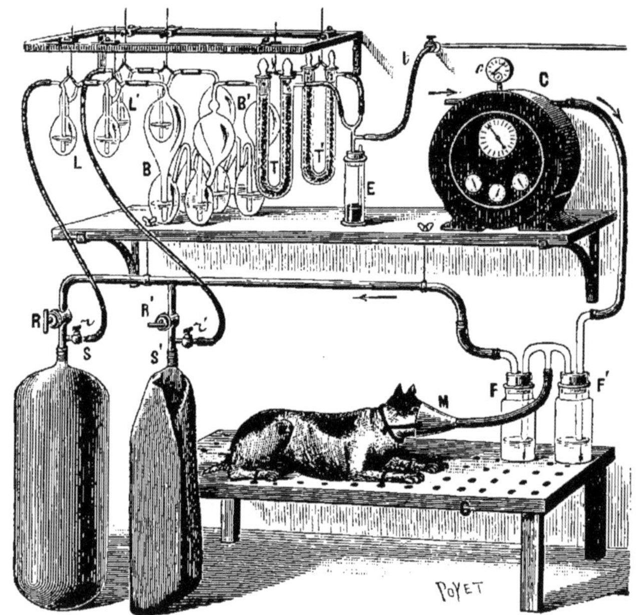

Fig. 11.

mière présente un diamètre de 12mm au moins, sur lesquels sont fixés deux sacs de caoutchouc

1. *Journal de l'Anatomie et de la Physiologie,* de MM. Pouchet et Robin, 1880.

SS' pouvant emmagasiner chacun 30 litres de gaz. A l'autre extrémité se trouve un appareil à deux soupapes de Muller, dont l'une, F, permettant l'expiration, communique par un large caoutchouc avec la rampe, et l'autre, F', servant à l'inspiration, est en rapport avec un compteur à gaz de précision. Entre les deux soupapes est un tube en T à la branche libre duquel font suite un large robinet à trois voies (non représenté dans la figure) et une muselière de caoutchouc M. — Le chien étant bien coiffé de sa muselière, on laisse sa respiration se régulariser dans l'air du laboratoire, en donnant une position convenable à la clef du robinet à trois voies. — Lorsque ce point est atteint, les deux sacs ayant été vidés d'air à la trompe, on note l'indication du compteur, on ouvre le robinet R, puis on commence l'expérience en tournant le robinet à trois voies et en déclanchant simultanément l'arrêt d'un compteur à secondes.

Au moment précis où l'aiguille indique que cinq minutes se sont écoulées, on arrête l'expérience par un simple demi-tour du robinet à trois voies. — On ferme le robinet R, le sac S est plein ou à peu près, on note l'indication du compteur.

Cela fait, on exécute sur le chien l'opération nécessaire (injection sous-cutanée ou intra-veineuse), puis, quand le sommeil est bien établi, on ouvre le robinet R', et l'on recueille dans le sac S', de la même façon que précédemment, l'air expiré durant cinq nouvelles minutes.

Le robinet R' étant fermé, il ne reste plus qu'à analyser les gaz expirés. A cet effet, au moyen des petits robinets r, r', on fait communiquer le sac S avec l'appareil absorbant L B T, et le sac S' avec L'B'T'. On met la trompe en marche, puis ouvrant r et r', avec précaution, le contenu de chaque sac traverse, bulle à bulle, l'un des systèmes condenseurs de l'acide carbonique. On a soin également de prélever vers le milieu de l'opération un échantillon de chacun des produits gazeux expirés, ce qui se fait très facilement au moyen des petits robinets r r', et de la pipette spéciale fig. 5.

Toutes les conditions que j'ai reconnues être nécessaires au chapitre VIII de la première partie se trouvent ici réalisées. — On peut régler le débit de chaque sac à 15 litres par heure ; donc les gaz n'y séjournent que deux heures.

Des indications du compteur on déduit les volumes de l'air inspiré.

L'analyse gazométrique des échantillons prélevés permet de calculer le volume de l'air expiré d'après sa teneur en azote, ainsi que celui de l'oxygène absorbé d'après la quantité de gaz qui a disparu.

Pour le premier point, en effet, appelons V_i le volume de l'air inspiré ramené par le calcul à l'état sec à 0° et à 760°, et V_e celui non déterminé contenu dans le sac et a le taux pour cent de l'azote dans l'air expiré, nous aurons, la quantité d'azote étant la même dans les deux volumes,

$$V_e = V_i \frac{79.05}{a}.$$

Pour le second, nous calculerons d'abord la proportion d'oxygène dans l'air inspiré O_i, puis dans l'air expiré O_e. La différence, c'est-à-dire le volume de l'oxygène disparu, représentera celui qui a été consommé par l'animal.

En ce qui concerne l'acide carbonique, il se trouve être dosé deux fois ; car on peut en déduire la proportion, d'une part, de l'analyse gazométrique de l'air expiré et, d'autre part, de l'augmentation de poids des appareils absorbants. C'est là un précieux moyen de contrôle, et j'ai rejeté les expériences, peu nombreuses du reste, dans lesquelles la concordance entre les deux chiffres ainsi obtenus n'était pas satisfaisante.

Mes essais sur les chiens avaient lieu le matin. Au laboratoire de physiologie du *Muséum*, ces animaux ne font qu'un seul repas de viande le soir, vers cinq heures. Ils étaient donc toujours à jeun lorsqu'on les mettait en expérience.

CHIEN N° 1.

Petit chien de chasse mâtiné mâle, pesant 9 kilos.

A. — *Respiration normale.*

1. — 6 octobre 1887.

L'animal a inspiré en 5' 28^l 93 d'air.

Température, 12°. Pression corrigée, 763^mm 3.

Volume sec à 0° et à 760^mm de l'air inspiré, 27^l 45.

L'air expiré a fourni aux appareils condenseurs à potasse :

1^gr 18 de CO^2, soit en vol. 0^l 597.

Son analyse gazométrique a donné les résultats suivants :

Volume primitif.		27^cc 66
—	après KO.	27 03
—	après pyrogallate. .	22 20

Donc 100 vol. renferment { CO^2 2.28 ; O 17.46 ; Az 80.26

On déduit de cette analyse les chiffres suivants :

Volume sec de l'air expiré ramené à 0° et à 760^mm. . . . 27^l 07

Oxygène consommé $(O_i - O_e)$ = 5^l 723 — 4^l 728 = . 0 995

Acide carbonique exhalé (d'après l'analyse gazométrique). 0 617

$$\frac{CO^2}{O} = 0.62$$

2. — 6 octobre 1887.

L'animal a inspiré en 5' 28l 03 d'air.

Température, 12°. Pression corrigée, 763mm 3.

Volume sec à 0° et à 760mm de l'air inspiré, 26l 60.

L'air expiré a fourni aux appareils condenseurs à potasse :

1gr 110 de CO^2, ou en vol. 0l 556.

D'autre part, son analyse gazométrique a donné les résultats suivants :

Volume primitif	28cc 11
— après KO.	27 54
— après pyrogallate. .	22 50

Donc 100 vol. renferment { CO^2 2.03 ; O 17.93 ; Az 80.04 }

On en déduit :

Volume de l'air expiré.	26l 30
Oxygène consommé (O_i — O_e) = 5l 546 — 4l 716 = . .	0 830
Acide carbonique d'après l'analyse gazométrique . . .	0 533

$$\frac{CO^2}{O} = 0.64$$

B. — *Respiration pendant le sommeil provoqué.*

3. — 12 octobre 1887.

Même chien ayant reçu par injection sous-cutanée 0gr 06 de chlorhydrate de morphine. — Dort au bout de 10'. — A inspiré en ce moment 12l 77 d'air en 5'.

Température, 7°. Pression corrigée, 751mm 6.

L'air expiré a fourni aux appareils condenseurs à potasse :

0gr 50 de CO^2, ou en vol. 0l 251.

Son analyse gazométrique a donné les résultats suivants :

Volume primitif.	28cc 33
— après KO.	27 78
— après pyrogallate . .	22 74

Donc 100 vol. renferment { CO^2 1.95 ; O 17.79 ; Az 80.26

On déduit de cette analyse les chiffres suivants :

Volume de l'air expiré sec à 0° et à 760mm.	12l 02
Oxygène consommé (O_i — O_e) = 2l 543 — 2l 138 = .	0 405
Acide carbonique exhalé d'après l'analyse gazométrique.	0 233

$$\frac{CO^2}{O} = 0.58$$

4. — 12 octobre 1887.

Même chien. — Prise d'air expiré au réveil, 1 h. 5' après l'injection.

L'animal a inspiré en 8' 25l 18 d'air.

Température, 7°. Pression non corrigée, 751mm 6.

Volume sec de l'air inspiré à 0° et à 760mm. 24l 04

L'air expiré a abandonné aux appareils à potasse :

1gr 33 CO^2, ou en vol. 0l 672

Son analyse gazométrique a fourni les résultats suivants :

Volume primitif.	28cc62
— après KO.	27.80
— après pyrogallate. .	22.89

Donc 100 vol. renferment	CO^2	2.86
	O	17.16
	Az	79.98

On déduit de cette analyse les chiffres suivants :

	En 8'	En 5'
Volume de l'air expiré (sec à 0° et à 760). . .	23l 79	14l 87
Oxygène consommé (O_i - O_e) = 5l 012 — 4l 081 =	0 931	0 582
CO^2 exhalé calculé d'après l'anal. gazométrique	0 681	0 430

$$\frac{CO^2}{O} = 0.73$$

5. — 18 octobre 1887.

Même chien auquel on injecte par la veine jugulaire 2gr de chloral dissous dans 20gr eau. — Une demi-heure après, sommeil profond, résolution musculaire.

L'animal inspire en 10′ 26l 0 d'air.

Température, 15°. — Pression corrigée, 773mm 5.

Volume sec de l'air inspiré en 10′ à 0° et à 760mm. . . . 24l 66

L'air expiré a abandonné aux appareils à potasse :

0gr 83 de CO^2, ou en volume 0l 417

Son analyse gazométrique a fourni les résultats suivants :

Volume primitif..	29cc 03
— après KO.	28 55
— après pyrogallate.. .	23 21

Donc 100 vol. renferment { CO^2 1.65 ; O 18.40 ; Az 79.95 }

On déduit de cette analyse les chiffres suivants :

	En 10′	En 5′
Volume sec de l'air expiré à 0° et à 760mm. .	24l 43	12l 21
Oxyg. consommé ($O_i - O_e$) = 5l155 — 4.493 =	0 662	0 331
CO^2 exhalé (d'après l'analyse gazométrique). .	0 404	0 202

$$\frac{CO^2}{O} = 0.61$$

CHIEN N° 2.

Chien bull mâle, du poids de 10 kilos.

A. — *Respiration normale.*

6. — 18 octobre 1887.

A inspiré en 5' 19 litres d'air.

Température, 15°. Pression corrigée, 773^{mm} 5.

Volume de l'air inspiré sec à 0° et à 760^{mm} . . . . . 18^{l} 03

L'air expiré a fourni aux appareils absorbants.

1^{gr} 15 de CO^2, soit en volume. . . 0^{l} 581.

Son analyse gazométrique a donné les résultats suivants :

Volume primitif	29^{cc} 29
— après KO.	28 37
— après pyrogallate . .	23 45

Donc 100 vol. renferment $\begin{cases} CO^2 & 3.14 \\ O & 16.80 \\ Az & 80.06 \end{cases}$

On déduit de cette analyse les chiffres suivants :

Volume de l'air expiré sec à 0° et à 760^{mm}. . . . . 17^{l} 82

Oxyg. consommé ($O_i - O_e$) = 3^{l} 759 = 2^{l} 994 = . . . 0 765

CO^2 exhalé (d'après l'analyse gazométrique). 0 560

$$\frac{CO^2}{O} = 0.73$$

7. — 20 octobre 1887.

L'animal a inspiré $17^l 5$ en 5'.

Température, 14°. Pression corrigée, 771^{mm} 6.

Volume de l'air inspiré sec à 0° et 760^{mm}. . . . . . . $16^l 64$

L'air expiré a abandonné aux condenseurs à potasse :

$1^{gr} 22$ de CO^2, soit en vol. . . . $0^l 617$

Son analyse gazométrique a fourni les résultats suivants :

Volume primitif.	27^{cc} 81
— après KO.	26 76
— après pyrogallate . .	22 35

Donc 100 vol. renferment { CO^2 3.79 ; O 15.84 ; Az 80.37 }

On déduit de cette analyse les chiffres suivants :

Volume de l'air expiré sec à 0° et à 760.	16^l 39
Oxygène consommé $(O_i - O_e) = 3^l 469 - 2^l 596 =$.	0 873
CO^2 exhalé, calculé d'après l'analyse gazométrique . .	0 621

$$\frac{CO^2}{O} = 0.71$$

B. — *Respiration pendant le sommeil provoqué.*

8. — 22 octobre 1887.

Même chien ayant reçu par injection sous-cutanée 0gr08 de chlorhydrate de morphine. — Dort au bout de 10 minutes. — Inspire peu après 22l4 d'air en 10'.

Température, 14°. Pression corrigée, 773mm9.

Volume sec de l'air inspiré à 0° et à 760mm. 21l36

L'air expiré a abandonné aux appareils absorbants :

1gr08 de CO^2, soit en vol. 0l549

L'analyse gazométrique de l'air expiré a fourni les résultats suivants :

Volume primitif.		27cc37
— après KO.		26 66
— après pyrogallate. .		21 85
Donc 100 vol. renferment	CO^2	2.59
	O	17.57
	Az	79.84

On déduit de cette analyse les chiffres suivants :

	En 10'	En 5'
Volume sec de l'air expiré à 0° et à 760mm. . .	21l18	10l59
Oxyg. consommé $(O_i - O_e) = 4^l451 - 3^l722 =$.	0 732	0 366
CO^2 exhalé calculé d'après l'analyse gazométrique	0 549	0 275

$$\frac{CO^2}{O} = 0.75$$

9. — 24 octobre 1887.

Même chien auquel on injecte très lentement dans la jugulaire une solution de $2^{gr}20$ de chloral dans 22^{gr} d'eau. — Dort peu après. — En plein sommeil il inspire $19^{l}4$ d'air en 10'.

Température, 15°. Pression corrigée, $770^{mm}2$.

Volume de l'air expiré à l'état sec à 0° et à 760^{mm}. . . $18^{l}33$

L'air expiré a abandonné aux appareils absorbants :

$0^{gr}71$ de CO^2, ou en vol. $0^{l}360$.

Son analyse gazométrique a fourni les résultats suivants :

Volume primitif	17.365
— après KO.	17.006
— après pyrogallate. . .	13.89

Donc 100 vol. renferment	CO^2	2.07
	O	17.94
	Az	79.99

On déduit de cette analyse les chiffres suivants :

	En 10'	En 5'
Volume sec de l'air expiré à 0° et à 760^{mm} . .	$18^{l}14$	$9^{l}07$
Oxyg. consommé $(O_i - O_e) = 3^{l}821 - 3^{l}254$.	0 567	0 283
Acide exhalé d'après l'analyse gazométrique. .	0 376	0 188

$$\frac{CO^2}{O} = 0.66$$

Expériences avec le chloroforme.

10. — 18 novembre 1887.

Chienne bull pesant 12 kilos. — Respiration normale. — Inspire en 4' $26^{l}25$ d'air.

Température, $7°5$. Pression corrigée, $747^{mm}1$.

Volume de l'air inspiré sec à 0° et à 760^{mm}. . . . . . $24^{l}85$

L'air expiré a fourni aux appareils à potasse :

$1^{gr}48$ d'acide carbonique, ou en vol. $0^{l}753$.

Son analyse gazométrique a donné les résultats suivants :

Volume primitif	$29^{cc}64$
— après KO.	28 74
— après pyrogallate . .	23 82

Donc 100 vol. renferment { CO^2 3.04 ; O 16.60 ; Az 80.36 }

On déduit de cette analyse les chiffres suivants :

Volume de l'air expiré à l'état sec, à 0° et à 760^{mm}. . . $24^{l}48$

Oxyg. consommé $(O_i - O_e) = 5^{l}182 - 4^{l}083 =$ . . . 1 119

CO^2 déduit de l'analyse gazométrique. 0 743

$$\frac{CO^2}{O} = 0.67$$

11. — 18 novembre 1887.

Même chienne immédiatement endormie par le chloroforme après le prélèvement d'air respiré normalement. — Sitôt le sommeil et la résolution, on fait respirer l'animal dans l'appareil. — Il inspire en 4' 22^l d'air.

Température, 7° 5. Pression corrigée, 747^{mm} 1.

Volume de l'air inspiré sec à 0° et à 760^{mm} . . . . . 20^l 83

L'air expiré a fourni aux appareils à potasse :

0^{gr} 85 d'acide carbonique, ou en vol. 0^l 432.

Son analyse gazométrique a donné les résultats suivants :

Volume primitif.	28^{cc} 43
— après KO.	27 83
— après pyrogallate . .	22 58

Donc 100 vol. renferment { CO^2 2.09 ; O 18.47 ; Az 79.44 }

On déduit de cette analyse les chiffres suivants :

Volume de l'air expiré à l'état sec à 0° et à 760^{mm}. . .	20^l 71
Oxyg. consommé ($O_i - O_e$) = 4^l 343 — 3^l 824. . . .	0 519
Acide carbonique exhalé, d'après l'analyse gazométrique.	0 433

$$\frac{CO^2}{O} = 0.72$$

12. — 21 novembre 1887.

Même animal. — Respiration normale; inspire en 4′ 27^{l} d'air.

Température, 10°. Pression corrigée, 750^{mm} 3.

Volume de l'air inspiré sec à 0° et à 760^{mm} . . . . . 25^{l} 64

L'air expiré a abandonné aux appareils absorbants :

1^{gr} 74 de CO^2, soit en vol. 0^{l} 885.

Son analyse gazométrique a fourni les résultats suivants :

Volume primitif	28^{cc} 61
— après KO.	27 57
— après pyrogallate . .	22 90

Donc 100 vol. renferment { CO^2 3.63 ; O 16.33 ; Az 80.04 }

On déduit de cette analyse les chiffres suivants :

Volume de l'air expiré à l'état sec à 0° et à 760^{mm}. . .	25^{l} 11
Oxygène consommé (O_i — O_e) = 5^{l} 296 — 4^{l} 100 . .	1 196
Co^2 exhalé déduit de l'analyse gazométrique	0 913

$$\frac{CO^2}{O} = 0.76$$

13. — 21 novembre 1887.

Même chienne immédiatement chloroformée après l'essai précédent sur sa respiration normale. Quand le sommeil et la résolution musculaire se produisent, on attend encore un certain temps avant de prélever le second échantillon d'air expiré. En 8' l'animal inspire 27^{l}5 d'air.

Température, 10°. Pression corrigée, 750^{mm}3.

Volume de l'air expiré sec à 0° et à 760^{mm}. . . . . . . 25^{l}87

L'air expiré a abandonné aux appareils à potasse :

1^{gr}10, soit en volume 0^{l}560.

Son analyse gazométrique a fourni les résultats suivants :

Volume primitif	28^{cc}33
— après KO.	27 70
— après pyrogallate . .	22 58

Donc 100 vol. renferment { CO^2 2.22 ; O 18.05 ; Az 79.72 }

On déduit de cette analyse les chiffres suivants :

	En 8'	En 4'
Volume de l'air expiré sec à 0° et à 760^{mm} . .	25^{l}68	12^{l}84
Oxyg. consommé $(O_i - O_e) = 5^l394 - 4^l636$.	0 758	0 379
CO^2 exhalé d'après l'analyse gazométrique. .	0 571	0 285

$$\frac{CO^2}{O} = 0.75$$

14. — 24 novembre 1887.

Nouvelle chienne de rue, très grasse, pesant 15 kilos. — Respiration normale ; inspire 26^l d'air en 4'.

Température, 10°. Pression corrigée, $753^{mm}3$.

Volume de l'air inspiré sec à 0° et à 760^{mm}. . . . . 24^l56

L'air expiré a abandonné aux appareils à potasse :

$1^{gr}46$ de CO^2, soit en vol. 0^l742.

Son analyse gazométrique a fourni les résultats suivants :

Volume primitif.	30.77
— après KO.	29.83
— après pyrogallate . .	24.68

Donc 100 vol. renferment { CO^2 3.05 ; O 16.74 ; Az 80.21 }

On déduit de cette analyse les chiffres suivants :

Volume de l'air expiré sec à 0° et à 760^{mm}.	24^l23
Oxygène consommé $(O_i - O_e) = 5^l120 - 4^l056$. . .	1 064
CO^2 exhalé d'après l'analyse gazométrique.	0 740

$$\frac{CO^2}{O} = 0,70$$

15. — 24 novembre 1887.

Même animal soumis au chloroforme immédiatement après l'essai fait sur sa respiration normale. Quand le sommeil, l'insensibilité et la résolution existent depuis une demi-heure, on le fait respirer dans l'appareil. Il inspire en 9′ 28¹ 70 d'air.

Température, 10°. Pression corrigée, 753^{mm} 3.

Volume de l'air inspiré à l'état sec à 0° et à 760^{mm}. . . 27¹ 12

L'air expiré abandonne aux appareils à potasse :

0^{gr} 95 de CO^2, soit en vol. 0¹ 483.

Son analyse gazométrique a fourni les résultats suivants :

Volume primitif.	28.62
— après KO.	28.05
— après pyrogallate . .	22.78
Donc 100 vol. renferment CO^2	1.99
O	18.41
Az	79.60

On déduit de cette analyse les chiffres suivants :

	En 9′	En 4′
Volume de l'air expiré sec à 0° et à 760^{mm}. . .	26¹96	11¹
Oxyg. consommé $(O_i - O_e) = 5^l\,652 - 4^l\,964$.	0 688	0 305
CO^2 exhalé déduit de l'analyse gazométrique. .	0 537	0 238

$$\frac{CO^2}{O} = 0.78$$

Le tableau suivant représente les résultats de ces quinze expériences, sauf le n° 8, en ce qui concerne l'exhalation de l'acide carbonique.

Acide carbonique exhalé en 5 minutes.

	ANIMAL RÉVEILLÉ		ANIMAL ENDORMI		
	Respiration normale		par la morphine	par le chloral	par le chloroforme
1er Chien	0^{l}617 0 533	0^{l}575	0^{l}233	0^{l}202	
2e Chien	0 560 0 621	0 590	0 275	0 188	
3e Chien	0 927				0^{l}541
	1 141				0 356
4e Chien	0 925				0 297

Ces chiffres ont une signification des plus nettes. — Encore plus que le sommeil naturel, le sommeil artificiellement provoqué par les agents hypnotiques ou anesthésiques fait baisser le chiffre de l'acide carbonique exhalé, — chiffre qui tombe à la moitié environ de sa valeur normale pour la morphine et à près du tiers pour le chloral et le chloroforme.

Dans l'expérience n° 8, non portée sur ce tableau, la proportion de l'acide carbonique se relevait déjà notablement au moment où l'animal se réveillait.

On voit, de plus, par les deux essais faits avec le chien n° 3, qu'au début du sommeil chloroformique, l'abaissement du chiffre de l'acide carbonique est moindre qu'il ne le devient par la suite.

Les résultats sont beaucoup moins nets en ce qui concerne les variations du quotient respiratoire. — Elles ont été peu sensibles et se sont manifestées tantôt dans un sens et tantôt dans l'autre. — Mais je ne crois pas la question résolue sur ce point ; il faudrait, pour l'étudier complètement, pouvoir mettre en œuvre des appareils plus grands et plus dispendieux que ceux dont je disposais, dans lesquels l'animal serait enfermé sans être attaché, et qui permettraient le dosage direct de l'oxygène absorbé pendant une heure au moins.

Dans le travail qu'il a publié sur le même sujet, Paul Bert s'exprime comme suit :

EXHALATION PULMONAIRE. — La quantité d'acide carbonique produit pendant un temps donné et la quantité d'oxygène absorbé diminuent progressivement pendant toute la durée de l'anesthésie. Exemple : avant l'anesthésie, production de CO^2, 9l 55 (calculé pour une heure) ; cinq minutes après l'insensibilité cornéenne, 5l 26 ; après 45 minutes, 3l 90 ; après une heure et demie (27 minutes avant la mort), 2l 39. Les quantités d'oxygène ont été aux mêmes moments de 9l 92, 6l 67, 4l 42 et 3l 69.

Le rapport de l'acide carbonique produit à l'oxygène absorbé va en diminuant ; dans l'exemple précédent il s'est abaissé, de 0l 93 avant l'anesthésie, à 0l 72, 0l 69 et 0l 57.

Plus heureux que moi, Paul Bert a donc pu, dans ce cas particulier, mettre ce fait en évidence. Je suis persuadé qu'il est d'ordre général dans le sommeil naturel ou provoqué.

CHAPITRE III.

Les gaz du sang pendant le sommeil chloroformique.

Il y a une connexion évidente entre la composition des gaz du sang et le degré d'activité des combustions respiratoires. Aussi m'a-t-il paru intéressant de rechercher quelles sont les modifications apportées à la proportion des divers gaz du sang par l'anesthésie due au chloroforme.

A ma connaissance, Paul Bert est le seul qui se soit, avant moi, occupé de cette question ; dans une première série de recherches, le célèbre physiologiste était arrivé aux conclusions suivantes ; je les emprunte à l'un de ses ouvrages [1].

J'ai fait l'analyse du sang retiré de l'artère pendant la période de calme complet dû au chloroforme, et je l'ai faite comparativement avec celle du sang pris avant l'expérience. Or, les chiffres obtenus sont des plus concluants.

En effet dans un cas, avant l'anesthésie, le sang m'a donné, pour 100^{cc}, $7^{c}3$ d'oxygène et dans la période de calme $12^{cc}4$. Dans un autre, les chiffres ont varié de $15^{cc}1$ à 18^{cc}.

Ainsi, pendant que se manifeste bien pure, bien isolée de toute complication, l'action anesthésique, le sang est plus riche en

---

1. Paul Bert, *Leçons sur la Physiologie comparée de la respiration*. Paris, 1870, p. 138.

oxygène qu'il ne l'était auparavant. Ceci ne permettra plus, je pense, de reproduire encore cette assimilation étrange faite de l'anesthésie avec l'asphyxie.

Il convient de dire que les analyses ci-dessus rapportées avaient été faites par le procédé de l'oxyde de carbone.

Tout récemment, Paul Bert est revenu sur cette question dans un travail inséré au Bulletin de la Société de Biologie[1], et voici ce que j'y lis (p. 444) :

Gaz du sang. — La quantité d'oxygène contenu dans le sang artériel va en diminuant progressivement et la quantité d'acide carbonique va en augmentant.

Exemple, avant l'anesthésie : Oxygène 22 ^{cc}, acide carbonique 31 ^{cc}2 ; trente minutes après l'anesthésie, oxygène 16^{cc}8, acide carbonique 41^{cc}2. Une heure plus tard (10^{m} avant la mort), oxygène 14, acide carbonique 44.

Voilà, émanant du même auteur, deux assertions absolument contradictoires et, chose curieuse, Paul Bert, dans son travail de 1885, ne fait aucune allusion à l'opinion opposée qu'il a émise en 1870.

Or, il se trouve que mes expériences donnent précisément l'explication de cette contradiction, laquelle est, comme on le verra, plus apparente que réelle.

Il n'est pas besoin de donner ici le mode opé-

---

1. Paul Bert, *Etude analytique de l'Anesthésie* par les mélanges titrés d'air et de chloroforme. Juillet 1885.

ratoire que j'ai employé pour extraire les gaz du sang au moyen de la pompe à mercure. — Je n'ai fait que suivre à la lettre, dans le cas présent, les indications données par M. Gréhant, auquel la science française est redevable de la vulgarisation de ce procédé.

Sur un point seulement, j'ai apporté une modification qui n'est pas sans importance.

On mesure ordinairement le sang avant son introduction dans l'appareil au moyen de la seringue construite sur les indications de M. Gréhant, et à laquelle Paul Bert, pour rendre plus régulier le mouvement du piston, a fait adapter une tige hélicoïdale.

Cet instrument ne permet pas de mesurer le sang avec précision ; l'erreur devient surtout notable lorsqu'on veut opérer sur une petite quantité de liquide sanguin, marche qu'on doit suivre de préférence quand on veut faire successivement sur le même animal deux expériences comparatives.

Les travaux de Mathieu et Urbain nous ont appris en effet que de fortes saignées altéraient manifestement la composition des gaz du sang, fait qui viendrait, si l'on prenait de forts échantillons, compliquer beaucoup les essais comparatifs.

J'ai fait construire, pour éviter cet inconvénient, une pipette spéciale ayant exactement la disposition de la pipette à gaz de Salet.

Mais la boule destinée à emmagasiner le gaz est remplacée par un tube allongé présentant trois renflements et trois étranglements. On limite de la sorte entre les traits trois réservoirs jaugés permettant de mesurer exactement 10,

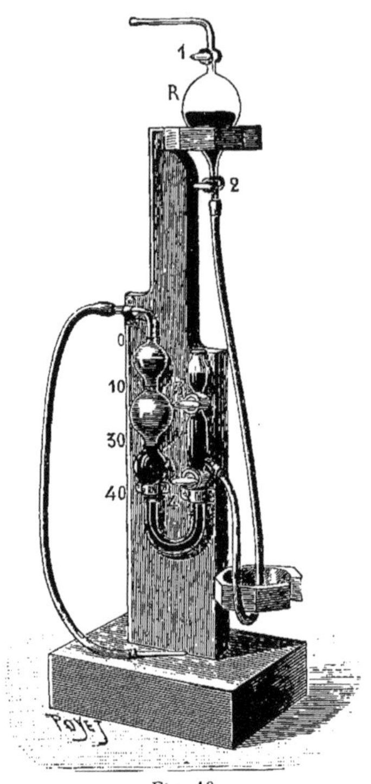

Fig. 13.

20, 30 ou 40[cc] de liquide. Au-dessus du 0 le tube se recourbe et se continue par un tube de caoutchouc long de 25[cm], à l'extrémité opposée duquel on fixe le tube interne de la canule à sang.

Pour effectuer la prise de ce liquide, on commence par remplir tout l'appareil de mercure, puis on y fait pénétrer par aspiration une solution à 20 0/0 de chlorure de sodium jusqu'au trait 10; cela fait, on fait communiquer la pipette avec le bout central de l'artère, et on laisse doucement entrer le sang jusqu'à ce que le mercure affleure au trait 30. — On a donc pris juste 20^{cc} de sang, qu'il ne reste plus qu'à pousser rapidement dans le ballon de la pompe à mercure pour éviter sa coagulation.

On sait, en outre, que les gaz entraînent toujours avec eux une certaine quantité de vapeur d'eau qui se condense dans le tube où on les rassemble. — Cette eau exerce nécessairement son action dissolvante sur les gaz, ce qui trouble les résultats. Pour empêcher cette cause d'erreur d'entrer en ligne de compte dans mes expériences comparatives, après avoir extrait les gaz de mes deux échantillons de sang, je faisais passer dans l'éprouvette qui contenait le moins d'eau, à l'aide d'une pipette recourbée et divisée, le volume d'eau distillée récemment bouillie nécessaire pour rétablir l'égalité, et je ne procédais que le lendemain à l'analyse des gaz.

Cette analyse se faisait sur la cuve de Doyère, au moyen de deux pipettes de Salet chargées, l'une avec de la potasse à 40°, l'autre avec une solution alcaline et récente d'acide pyrogallique, ces réactifs étant employés bien entendu sous le plus petit volume possible.

Voici maintenant le détail des expériences.

Ainsi que je l'ai déjà dit plus haut, j'emploie pour mes analyses de gaz des tubes cylindriques portant une simple division millimétrique dont j'ai dressé moi-même avec beaucoup de soin les tables de jaugeage.

Dans l'analyse des gaz du sang, lorsque, comme dans les essais qui vont suivre, on ne met en œuvre que 20^{cc} de ce liquide, il ne reste, après l'action du pyrogallate de potasse, qu'une bulle d'azote très minime dont la mesure serait impossible dans le dôme du tube divisé, et le transvasement très difficile avec la pipette de Salet.

Pour parer à ce double inconvénient, je fais passer dans le tube mesureur, après l'absorption de l'acide carbonique par la potasse, un certain volume d'air que je mesure exactement, puis je mets la masse gazeuse en contact avec le pyrogallate de potasse.

Il va sans dire que le volume restant d'azote doit être diminué de celui qui était contenu dans l'air surajouté, ce qu'un calcul fort simple permet de faire aisément.

EXPÉRIENCE N° 1. — 28 octobre 1887.

Chien de berger vigoureux du poids de 16 kilos 5.

Mis à nu la carotide gauche, pris 20cc de sang. . . . . . **A.**
Endormi par l'air titré en chloroforme 10gr par hectolitre. Agitation, anhélation; l'insensibilité et la résolution musculaire ne surviennent qu'au bout de treize minutes.

On prend alors de nouveau 20cc de sang. . . . . **B.**

Voici les résultats obtenus pour l'analyse des gaz extraits de l'échantillon A :

Volume primitif	12cc 97
— après l'action de la potasse. . .	5 55
— après l'addition d'air.	6 61
— après le pyrogallate.	1 59

Le tout à la température de 13° 5, sous la pression de 757mm 7, le niveau du mercure dans le tube ayant été constamment de 4mm 8 supérieur à celui du métal dans la cuve.

L'échantillon B a fourni les chiffres suivants :

Volume primitif	11cc 06
— après l'action de la potasse. . .	5 50
— après l'addition d'air	7 17
— après le pyrogallate.	1 95

Température, 14°. — Pression corrigée, 757mm 7. — Différence du niveau de mercure dans la cuve et dans le tube, 2mm 9.

Le calcul conduit aux résultats suivants, exprimant la composition des gaz secs à 0° et à 760mm renfermés dans 100cc de sang :

	Sang **A**	Sang **B**
O.	21cc 86	22cc 34
CO^2.	35 98	25 48
Az.	2 40	2 88
	60cc 24	50cc 70

Il semblait donc, à l'inspection de ces chiffres, que, conformément à ce qu'enseignait Paul Bert en 1870, l'anesthésie chloroformique, chez l'animal mis en expérience, eût eu pour effet d'enrichir le sang en oxygène, et de plus, ce que le célèbre physiologiste n'avait pu constater en raison du procédé très imparfait qu'il employait à cette époque, d'y faire baisser notablement le taux de l'acide carbonique. Toutefois, une circonstance particulière attira mon attention : j'avais employé pour endormir l'animal un mélange titré de 10gr de chloroforme pour 100 litres d'air, et non celui à 12 gr. par hectolitre recommandé par MM. Paul Bert et Raphaël Dubois.

Or, avec ce mélange que, par abréviation, j'appellerai le mélange à 10 0/0, l'anesthésie se produit plus lentement, et la période d'agitation est infiniment plus longue. Tous ceux qui ont fait des expériences de ce genre ont remarqué, en outre, que la période d'agitation s'accompagne, chez le chien, d'une très vive anhélation, que l'on constate surtout manifestement lorsqu'on emploie mes gazomètres, lesquels se vident très rapidement en raison de la grande consommation que fait l'animal du mélange anesthésique.

J'ai vu, dans ces conditions, des chiens de moyenne taille respirer en cinq minutes 80 à 100 litres d'air, et il est bien évident qu'une ventilation aussi rapide, trois ou quatre fois plus forte qu'à l'état normal, doit singulièrement favoriser l'absorption de l'oxygène par le sang et l'exhalation de l'acide carbonique qu'il renferme.

J'ai donc pensé que l'augmentation du taux de l'oxygène, accusée par cette première expérience (qui semblait à première vue confirmer les essais primitifs de Paul Bert), était due, non à l'action du chloroforme, mais à l'anhélation dont s'accompagne souvent au début son administration.

Pour m'en assurer, j'ai refait l'expérience, en attendant, cette fois, pour prélever le second échantillon de sang, un temps suffisant pour que ce premier effet fût dissipé.

EXPÉRIENCE N° 2. — 4 novembre 1887.

Petit chien de chasse affaibli par suppuration, du poids de 8 kilogrammes.

Mis fémorale à nu à 9 h. 30 et pris immédiatement 20cc de sang . . . . **A.**

Endormi par air chloroformé à 12 %. Après 40' de sommeil non interrompu et d'insensibilité, pris à nouveau 20cc de sang. . . . . **B.**

Analyse des gaz extraits du sang A

Volume primitif.	14cc 42
— après l'action de la potasse . . .	5 20
— après l'addition d'air.	8 86
— après le pyrogallate	1 48

Le tout à la température de 13°, sous la pression de 742mm 3, le niveau du mercure dans le tube ayant été supérieur de 3mm 7 à celui du métal dans la cuve.

L'échantillon B a fourni les résultats suivants :

Volume primitif.	16cc 69
— après l'action de la potasse . . .	4 32
— après l'addition d'air.	7 89
— après le pyrogallate	3 76

Le tout à la température de 13°, sous la pression corrigée de 742mm 3, le niveau étant dans le tube supérieur de 5mm à celui du métal dans la cuve.

Le calcul donne les chiffres suivants, exprimant la composition des gaz secs à 0° et à 760mm contenus dans 100cc de sang :

	SANG **A**	SANG **B**
O.	21cc 05	17cc 50
CO^2.	46 10	56 65
Az.	2 75	2 30
	69cc 90	76cc 45

On voit que, dans cette seconde expérience, les résultats ont été l'inverse de ceux obtenus dans la première. — Le chiffre de l'acide carbonique a été trouvé plus fort et celui de l'oxygène plus faible qu'à l'état normal.

Il me restait, pour achever la démonstration de mon hypothèse, à faire une troisième expérience dans laquelle ces effets seraient successivement observés, et je l'ai exécutée sur un chien vigoureux, capable de supporter sans inconvénient trois prélèvements rapprochés de sang.

EXPÉRIENCE N° 3. — 9 novembre 1887.

Chien de montagne très vigoureux, pesant 18 kilos, intact.

9 h. 30. — Trachéotomie, mise à nu de la fémorale.

Pris à 9 h. 50 20^{cc} de sang . . . . **A.**

Endormi à 9 h. 55 avec l'air titré à 10 % de chloroforme. Agitation, anhélation.

Sommeil, résolution et insensibilité à 10 h. 7.

Pris à 10 h. 10, 20^{cc} de sang . . . . **B.**

Continué à faire respirer à l'animal le même mélange.

Pris à 10 h. 40, 20^{cc} de sang . . . . **C.**

Les extractions des gaz ont lieu au fur et à mesure.

Les gaz obtenus dans les trois éprouvettes sont analysés le lendemain 10.

Analyse des gaz extraits du sang A.

Volume primitif.	16^{cc} 30
— après l'action de la potasse. .	3 73
— après l'addition d'air	7 12
— après le pyrogallate.	3 27

Température, 12°. Pression corrigée, 756^{mm} 8.

Hauteur du mercure au-dessus du niveau de la cuve, 3^{mm}.

Analyse des gaz extraits du sang B.

Volume primitif.	11^{cc} 46
— après l'action de la potasse .	3 78
— après l'addition d'air.	6 71
— après le pyrogallate	3 04

Température, 13°. Pression corrigée, 756^{mm} 8.

Haut^{r} du mercure dans le tube au-dessus du niveau de la cuve, 2^{mm} 1.

Analyse des gaz fournis par le sang C.

Volume primitif.		13cc 91
—	après l'action de la potasse .	3 38
—	après l'addition d'air.	9 01
—	après le pyrogallate	5 16

Température, 15°. Pression corrigée, 757mm.

Hauteur du mercure dans le tube au-dessus de la cuve, 0mm 4.

Le calcul conduit aux chiffres suivants pour la composition des gaz secs à 0° et à 760mm dans 100cc de sang :

	Sang **A**	Sang **B**	Sang **C**
O.	15cc 20	15cc 05	12cc 88
CO^2. . . .	40 85	36 40	50 62
Az	2 45	2 85	3 05
	58cc 50	54cc 30	66cc 55

Cette fois, la suroxygénation du sang, au début de l'anesthésie, n'a pas été obtenue, et l'oxygène est demeuré stationnaire pendant que l'acide carbonique diminuait. Ce dernier effet, d'une ventilation pulmonaire exagérée, s'est seul manifesté. Puis, au bout d'un certain temps de sommeil anesthésique calme, on a vu encore le taux de l'oxygène s'abaisser et celui de l'acide carbonique remonter et dépasser bientôt la normale. Un certain nombre d'autres expériences, que je crois inutile de reproduire, ont purement et simplement confirmé les précédentes.

Ainsi s'explique la contradiction apparente

entre les deux affirmations émises par Paul Bert en 1870 et en 1885. Certes, le grand physiologiste avait bien observé et ses expériences étaient toutes exactes. Seulement, lors de ses premiers essais, il avait mal interprété ses résultats en attribuant au chloroforme lui-même la suroxygénation passagère due seulement à l'anhélation qu'occasionne, au début, l'inhalation de l'agent anesthésique.

Mais, une fois l'anesthésie bien établie, la proportion de l'oxygène diminue, celle de l'acide carbonique augmente, et Paul Bert, allant plus loin, a prouvé que ces effets allaient toujours en s'accentuant jusqu'à la mort de l'animal, laquelle survient habituellement au bout d'une heure et demie à deux heures de respiration continue dans l'air chloroformé.

CHAPITRE IV.

Dosage du chloroforme.

APPAREIL POUR L'ANESTHÉSIE PAR LES MÉLANGES TITRÉS.

On enseigne en général, depuis les travaux de Dumas, que, mis en présence de la potasse alcoolique, le chloroforme se dédouble en formiate et en chlorure de potassium selon l'équation

$$C^2HCl^3 + 4KHO^2 = 3KCl + C^2HKO^4 + 2H^2O^2.$$

Cependant, en étudiant cette réaction dans le but de l'utiliser pour ses belles recherches de Thermochimie, M. Berthelot observa qu'elle ne s'effectue pas complètement à froid, tout au moins d'une façon instantanée[1].

En me plaçant dans des conditions un peu différentes, j'ai reconnu que la potasse en solution dans l'alcool à 60° centésimaux[2] agit à froid

---

1. M. Berthelot, *Bulletin de la Société chimique,* t. XXIX, p. 4; 1878.

2. Cette solution se prépare au moment du besoin, en mélangeant 1^{vol} de potasse très concentrée et 2^{vol} d'alcool à 90°. Elle a l'avantage de retenir en solution le chlorure de potassium formé dans la réaction.

d'une manière lente et progressive sur le chloroforme, qu'elle arrive à la longue à décomposer totalement conformément à l'équation de Dumas. Cette décomposition a donc lieu d'une façon analogue à celle qu'a si bien étudiée M. Berthelot, dans l'action des alcalis sur les éthers.

A 100°, l'action est très rapidement complète.

Voici les résultats d'une de mes expériences faites à froid :

Dans un flacon de 500^{cc}, bouché à l'émeri, j'ai introduit 300^{cc} d'une solution de potasse dans l'alcool à 60° renfermant par litre 43^{gr}4 de potasse anhydre, et une ampoule scellée à la lampe contenant 2^{gr}275 de chloroforme.

Le bouchon mis en place, l'ampoule a été brisée par une série de chocs ; ensuite, à des intervalles de plus en plus éloignés, j'ai prélevé des échantillons du liquide, dont le volume total était au début de 301^{cc}5, pour le soumettre à l'analyse.

Cette analyse se faisait en deux temps :

1° 10^{cc} de la liqueur alcaline, additionnés d'une goutte de teinture de phénol-phtaléine, étaient neutralisés avec précaution au moyen de l'acide sulfurique titré (un quart normal, soit 12^{gr} 25 SHO^4 par litre), versé goutte à goutte, à l'aide d'une burette graduée, jusqu'au point précis de la décoloration ;

2° Puis le liquide ainsi strictement neutre, et étendu d'eau distillée, était, *après complet refroidissement,* titré avec la solution décime de nitrate d'argent, le chromate neutre de potasse servant d'indicateur (procédé de F. Mohr).

Des essais préalables, faits sur des liqueurs de composition connue, dans les mêmes conditions de concentration et de température, m'avaient démontré que la présence de l'alcool et du formiate alcalin ne gêne en rien, *à froid,* le dosage du chlore par cette méthode volumétrique.

J'ajouterai que le poids du chloroforme décomposé, déduit

indirectement de la perte d'alcalinité, qui se trouve être mesurée dans le premier temps de l'analyse, a toujours concordé, d'une façon très satisfaisante, avec le chiffre obtenu directement au moyen de la solution décime d'argent.

Le tableau suivant résume les résultats obtenus; les chiffres qu'il renferme ont été calculés d'après les quantités de chlore précipitable par la solution argentique.

Temps écoulé depuis le début de l'expérience.	Proportion pour 100 de chloroforme décomposé conformément à l'équation de Dumas.
1h.	14,17
8.	49,87
20.	76,12
48.	91,86
72.	95,28
150.	97,61
Id. après chauffage en vase clos à 100°.	98,14

Ce dernier chiffre n'a pu être dépassé et, ainsi qu'on le voit, il y a une perte assez sensible, qui provient certainement, du moins pour une part, de ce qu'il a fallu déboucher sept fois le flacon pour y puiser, à l'aide d'une pipette jaugée, les échantillons nécessaires aux analyses, et de fait, lors des premiers prélèvements, l'odeur du chloroforme persistait très nettement. Toutefois, cette cause n'agit pas seule, ainsi que va nous le démontrer l'essai suivant, fait à chaud :

J'ai enfermé une ampoule scellée, contenant 0gr5665 de chloroforme, avec 75cc de potasse alcoolique, dans un matras d'essayeur épais, qui a été ensuite fermé à la lampe. L'ampoule a été brisée par le choc, et le matras a été chauffé au bain-marie pendant trois heures. Après refroidissement, le liquide a été étendu à 200cc, et analysé comme précédemment. 40cc, après neutralisation, ont exigé 28^{cc}2 de solution décime d'argent. Le calcul conduit au chiffre de 0^{gr}5611 de chloroforme au lieu des 0^{gr}5665 pesés dans l'ampoule, soit 99,1 pour 100 correspondant à une perte de près de 1 pour 100.

Bien que je n'aie pas dosé par un autre procédé le chlore que renfermait mon échantillon de chloroforme, j'incline à croire qu'il n'était pas absolument pur, et qu'il devait renfermer des traces de dérivés chlorés inférieurs. Il avait été obtenu par l'action de la potasse concentrée sur le chloral en plaques, et rectifié après digestion sur le chlorure de calcium.

Enfin, soit à doser le chloroforme dans l'air, ce qui était le but de ces essais, et notamment dans les mélanges titrés d'air et de chloroforme. Voici comment il convient de procéder :

On prend un ballon dont le col étiré se termine par un robinet de verre capillaire à pointe effilée, de capacité totale égale à V (1 litre environ). On y fait le vide au moyen de la trompe, puis on y laisse rentrer 30^{cc} de potasse alcoolique. A l'aide d'un petit manomètre à mercure, on mesure la pression restant dans le ballon, h. On met ensuite le ballon en communication avec le gazomètre ou le réservoir renfermant le mélange d'air et de chloroforme ; puis, ouvrant le robinet, on y laisse pénétrer ce mélange jusqu'à ce que l'équilibre de pression soit établi. Si H représente la hauteur barométrique, le volume d'air soumis à l'analyse sera évidemment

$$(V - 30^{cc})\frac{(H - h)}{H},$$

mesuré à la température et à la pression ambiantes.

On ferme le robinet et l'on expose le ballon dans un endroit chaud pendant huit à dix jours. Au bout de ce temps, on prélève

20cc du liquide qu'on soumet à l'analyse et l'on multiplie par $\frac{2}{3}$ le résultat obtenu.

DOUBLE GAZOMÈTRE POUR LA PRÉPARATION DES MÉLANGES TITRÉS D'AIR ET DE CHLOROFORME.

En 1881, Paul Bert publia, dans les Comptes rendus de l'Académie des sciences[1], une note sur *la zone maniable des agents anesthésiques.* Il y émettait cette idée, qu'il a dû abandonner depuis lors, que certains mélanges titrés d'air et de chloroforme peuvent être respirés sans le moindre danger pendant un temps fort long.

Je pense, ajoutait-il en terminant, que les nouvelles recherches sur la zone maniable doivent déterminer les chirurgiens à tenter sur l'homme l'application de cette méthode.

L'instrumentation serait des plus simples et un réservoir en zinc de 2 ou 300 litres serait suffisant. Le plus délicat serait de déterminer la dose inférieure.

Répondant à cet appel, je fis construire l'appareil suivant (fig. 14), en vue d'employer en chirurgie un procédé qui me paraissait rationnel[2].

Pour préparer l'air rigoureusement titré en

---

1. P. Bert, *Comptes rendus, Académie des Sciences,* t. 93, p. 768, 1881.

2. La description de cet appareil, et son mode d'emploi à la préparation de l'air titré en chloroforme ont été publiés dans le *Bulletin de Thérapeutique* (30 octobre 1882).

chloroforme nécessaire à la production de l'anesthésie, on réunit deux gazomètres à cuve annulaire semblables à ceux décrits pages 30 et suivantes, au moyen d'un tube recourbé portant

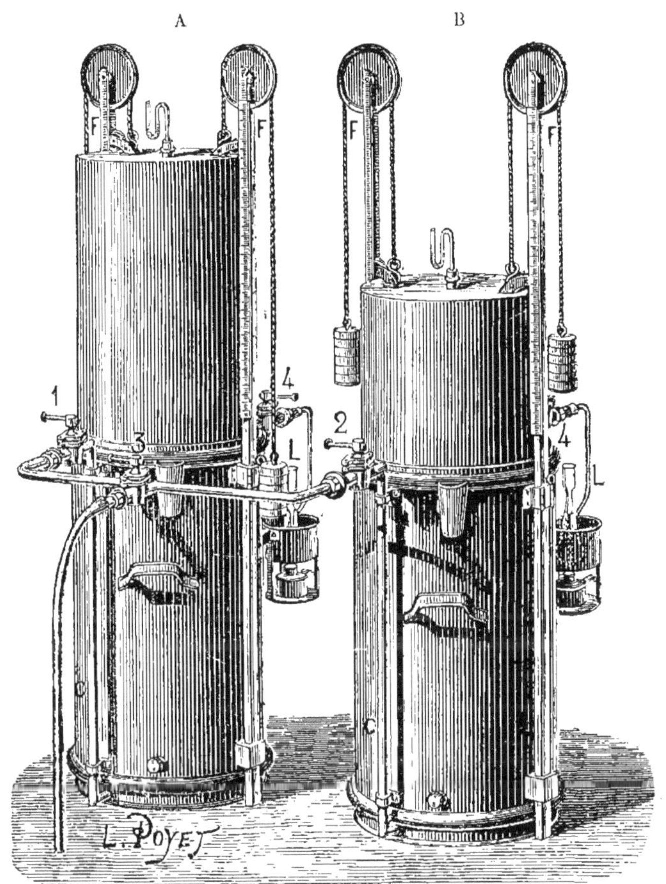

Fig. 14.

à sa partie médiane un large robinet 3 et, à ses extrémités, deux raccords se vissant sur les robinets 1 et 2. Chaque gazomètre conserve un robinet libre 4, qu'on met en rapport avec un flacon laveur en verre soufflé plongé dans un bain-marie renfermant de l'eau maintenue à 25 ou 30° centigrades.

On surcharge les contrepoids d'un des deux gazomètres, A, par exemple, de façon à produire une aspiration, et l'on ouvre le robinet 4, pendant qu'on verse dans le barboteur, en une ou plusieurs fois, la quantité voulue de chloroforme.

La cloche, entraînée par ses contrepoids, monte lentement, et l'air aspiré par le gazomètre est forcé de traverser le flacon laveur en barbotant dans le chloroforme qui est ainsi très rapidement entraîné sous forme de vapeurs. Quand tout le liquide anesthésique a disparu, on laisse encore monter la cloche jusqu'à la division voulue avant de fermer le robinet 4.

Soit à préparer, par exemple, de l'air renfermant par hectolitre 10 grammes de chloroforme. Le gazomètre pouvant utilement contenir 150 litres du mélange, on verse dans le barboteur $10^{cc} = 15^{gr}$ de chloroforme pur avant de procéder à l'aspiration, et on laisse monter la cloche jusqu'à la division 150.

Le mélange est alors tout prêt et l'on peut s'en servir immédiatement ; il suffit pour cela d'enlever l'excès des contrepoids, de façon à produire dans la cloche une surpression de 1 centimètre d'eau, d'ouvrir les robinets 1 et 3 et de faire respirer le mélange au malade à l'aide du masque habituellement employé pour l'inhalation du protoxyde d'azote, mis en rapport avec le robinet 3 au moyen d'un gros tube de caoutchouc.

Seulement, comme cette première dose est assez rapidement consommée par le patient (en un quart d'heure environ), on en prépare aussitôt une seconde dans l'autre gazomètre, ce qui demande au plus cinq à six minutes, et lorsque la cloche du premier appareil arrive au bas de sa course, on ferme le robinet 1 et on ouvre le robinet 2 de façon à faire respirer, sans la moindre interruption, au sujet à endormir le mélange anesthésique voulu.

Comme on peut facilement et indéfiniment préparer et faire consommer alternativement le mélange anesthésique dans chaque gazomètre, on voit que l'appareil remplit bien le but proposé, c'est-à-dire qu'il peut fournir un courant continu d'air rigoureusement titré en chloroforme.

Je me suis assuré, à l'aide du procédé de dosage du chloroforme décrit en tête de ce chapitre, que le mélange conserve bien son titre pendant six heures au moins. Il commence ensuite à se détitrer d'une façon sensible, par suite de la dissolution du chloroforme dans l'eau des cuves annulaires. On ne préparera donc les mélanges qu'au moment du besoin.

CHAPITRE V.

Les essais de l'Hôpital Saint-Louis.

Cet appareil ayant été établi sur mes indications par un habile constructeur[1], et les essais préliminaires une fois terminés, je me fis un devoir de prévenir P. Bert que je croyais avoir réalisé le désidératum qu'il exprimait dans sa note à l'Académie des sciences sur la zone maniable des agents anesthésiques.

Peu de temps après, un de ses collaborateurs, M. le docteur P. Regnard, vint procéder avec moi, à Ris, à une expérience qui parut concluante, et à quelques jours de là je reçus de P. Bert lui-même une lettre se terminant par la phrase suivante, que je copie textuellement sur l'original :

Je ne voudrais pas qu'on essayât sur l'homme avant la fin de certaines expériences que je poursuis.

Bien qu'aucune considération ne m'y obligeât, non seulement je déférai à ce désir, mais encore je mis gracieusement à la disposition de

1. M. E. Damaison, à Ris-Orangis.

P. Bert et je fis transporter à son laboratoire de la Sorbonne, pour lui permettre d'achever ses expériences, l'appareil que je venais de faire construire. Dans ma lettre d'envoi, je me réservais toutefois d'employer le premier mon double gazomètre à l'anesthésie humaine, et personne, je pense, ne trouvera cette prétention excessive.

Je ne veux pas rouvrir ici une polémique rétrospective, ni raconter par suite de quel... malentendu mon appareil fut transporté et essayé avec succès à l'hôpital Saint-Louis dans le service de M. Péan, sans que j'en aie été prévenu autrement que par la voie de la presse.

L'illustre chirurgien est du reste, je m'empresse de le dire, absolument hors de cause.

Mais il était nécessaire que le lecteur sût pourquoi je suis forcé d'emprunter à d'autres la relation des essais faits avec mon appareil. *Sic vos non vobis.*

Je me suis du reste assez facilement consolé de cette petite blessure à mon amour-propre et de cette atteinte à mes droits légitimes, car la science y a certainement gagné quelque chose, la haute notoriété de Paul Bert ayant donné au débat qui s'engagea à l'Académie des sciences une ampleur tout à fait exceptionnelle[1].

---

1. *Comptes rendus de l'Académie des Sciences,* 1884, t. 98; P. Bert, pages 63, 125, 265 ; A. Gosselin, p. 121 ; A. Richet, p. 192.

Parlons d'abord des résultats caractéristiques obtenus par le nouveau procédé ; j'en emprunte la relation à M. le docteur Aubeau, qui leur a consacré une assez longue notice[1].

Je renvoie au travail original pour les développements relatifs à la statistique, ou à certaines circonstances particulières (âge, idiosyncrasies, alcoolisme, etc.), et je me borne à reproduire les passages suivants, d'ordre général, qui me paraissent bien mettre en relief les principaux avantages de la méthode des mélanges titrés pratiquée avec un bon appareil quel qu'il soit. Je note en passant que toutes les anesthésies dont il est question dans ce mémoire ont été pratiquées avec mon double gazomètre ; l'auteur, pour des raisons que je ne puis que soupçonner, n'en souffle pas mot et se borne, en terminant, à annoncer la prochaine mise en service d'une nouvelle machine à anesthésier !

Je lui laisse maintenant la parole :

Prolongation de l'anesthésie après la cessation des inhalations. — A partir du moment où l'on cesse les inhalations, l'anesthésie absolue se prolonge en moyenne pendant sept minutes.

On ne saurait, il est vrai, élever cette proposition à la hauteur d'une loi, car des considérations de différent ordre doivent entrer ici en ligne de compte.

Le sommeil se prolonge en raison directe de la durée des inhalations, en raison directe de la faiblesse et de la jeunesse du sujet.

---

1. Aubeau, *Comptes rendus de la Société de Biologie*, 1884.

Le réveil est plus prompt chez les alcooliques. Il est hâté par la prolongation des manœuvres chirurgicales après la cessation des inhalations.

Ces règles comportent d'ailleurs de nombreuses exceptions.

Nous avons vu l'anesthésie se prolonger pendant douze, quinze, dix-neuf, vingt, vingt-six, vingt-huit minutes chez certains sujets, et dans plusieurs cas l'individualité seule pouvait expliquer cette persistance.

Analgésie après le réveil. — Chez la plupart des malades, l'insensibilité à la douleur persiste pendant un certain temps après le réveil. Le patient parle, exécute les mouvements qu'on lui commande, se rend compte des manœuvres qu'on exerce sur lui (*sensibilité tactile*), mais ne souffre pas.

L'analgésie a persisté de cinq à vingt-deux minutes chez nos malades, et l'on a pu faire, pendant ces périodes, les sutures et les pansements.

. . . .

Ces données étant établies, revenons aux observations chez les malades anesthésiés par la méthode Paul Bert.

1° L'irritation des muqueuses nasale, buccale, laryngienne et pharyngienne ne s'est pas produite. Il n'y a eu ni spasme de la glotte, ni accès de suffocation, même chez les sujets atteints de laryngite aiguë ou chronique. Nous devons faire une exception pour le malade atteint de *phtisie siliceuse*.

En conséquence, il nous semble qu'avec la méthode des mélanges, en ayant soin d'employer la dose de chloroforme minima (8 pour 100 en moyenne), la syncope respiratoire convulsive du début n'est plus à redouter.

2° La période d'excitation a été supprimée ou considérablement atténuée ; nous n'avons observé ni la respiration convulsive, ni les troubles congestifs persistant du côté de la peau.

Il nous semble encore que le danger de la syncope convulsive de la période d'excitation est écarté avec l'emploi de la même méthode.

3° Il importe de faire des réserves au sujet des alcooliques. Chez eux, en effet, la résistance est toujours plus considérable et la période d'agitation plus prolongée, surtout dans les cas où ces malades ont été privés depuis plusieurs jours de leur dose habituelle d'alcool.

4° Nous n'avons pas observé la dépression nerveuse inquiétante qui précède la syncope respiratoire adynamique. Dans le cas où un certain degré de dépression s'est produit, il y avait lieu d'invoquer d'autres causes que l'action du chloroforme. D'autre part, les expériences faites à propos de la quantité de chloroforme contenue dans le mélange démontrent que la proportion de 8 pour 100 est une quantité minima pour la moyenne des individus.

Nous croyons donc que cette variété de syncope est moins à redouter avec la méthode de M. P. Bert qu'avec les autres procédés.

Mais, comme il est impossible de calculer à l'avance jusqu'où ira la dépression produite sur le système nerveux par le chloroforme, comme cette dépression est variable suivant les individus, comme elle peut être exagérée par la gravité ou la longue durée de l'opération, nous pensons que l'anesthésiste devra toujours exercer la plus grande surveillance chez les sujets faibles, débilités, anémiques, terrorisés, excitables et, par conséquent, dépressibles.

5° A côté de ces avantages de premier ordre, la méthode des mélanges rend de réels services dans les opérations qui se pratiquent sur les mâchoires, en permettant de conduire les vapeurs anesthésiques dans la direction du larynx et de maintenir l'insensibilité pendant toute la durée des manœuvres chirurgicales ; ce qu'on n'obtient que très imparfaitement avec les autres procédés.

6° La méthode des mélanges permet de réaliser une économie de chloroforme qui n'est pas à dédaigner pour les hôpitaux[1].

7° Les nausées et les vomissements provoqués chez certains sujets par l'absorption du chloroforme ne sont pas supprimés

---

1. C'est là un bien petit côté de la question. Il y a, dans les services de l'Assistance publique, des économies plus importantes et mieux indiquées à réaliser.

(*Note de l'auteur.*)

par la méthode des mélanges : ce qu'il était facile de prévoir. Toutefois, comme ces accidents se produisent toujours pendant une suspension brusque des inhalations, il est possible de les éviter au cours de l'opération, en laissant le masque devant le visage du patient, et, après l'opération, en écartant progressivement l'inhalateur.

En résumé, nos observations établissent nettement que, si la méthode des mélanges ne dégage pas l'anesthésiste des obligations de science et de prudence, elle a du moins sur les procédés habituels une supériorité incontestable : qu'elle offre au chirurgien beaucoup de sécurité[1].

Dans ce tableau fidèle, tracé par un médecin très versé dans la pratique de l'anesthésie chirurgicale, je retiens surtout le fait saillant de l'anesthésie de retour (j'entends, sous ce vocable, tant l'anesthésie après cessation des inhalations que l'analgésie persistant après le réveil). Ce phénomène, qui m'a vivement frappé dans les anesthésies pratiquées avec mon appareil, auxquelles j'ai assisté à l'hôpital St-Louis ou ailleurs, m'a paru beaucoup plus fréquent et infiniment plus durable quand on emploie les mélanges titrés que dans tout autre mode d'administration du chloroforme. Par suite, cette méthode permet l'interruption fréquente des inhalations, condition essentielle préconisée par M. A. Gos

1. Au moment où paraît ce mémoire, le nombre des opérations faites par M. Péan avec les mélanges titrés s'élève à deux cents environ. Les résultats ont été les mêmes que dans celles que nous venons de rapporter.

(*Note de M. Aubeau.*)

selin, et trop souvent négligée dans les opérations de longue durée.

Ces divers avantages furent bien mis en lumière par P. Bert dans ses deux premières communications à l'Académie des sciences. Mais il eut la fâcheuse idée de terminer la seconde par une phrase on ne peut plus malheureuse :

> La méthode des mélanges titrés a l'immense avantage de mettre à l'abri de toutes ces inégalités et irrégularités. La dose limite que j'emploie, étant toujours au-dessous de celles que donne la compresse, risque infiniment moins que celle-ci d'amener des accidents.
>
> *En un mot, cette méthode me paraît être la seule qui puisse dégager absolument la responsabilité des chirurgiens*[1].

C'était une énormité que cette menace à peine déguisée, échappée au tempérament autoritaire bien connu de l'éminent physiologiste.

Elle fut relevée dans la séance suivante par l'un des maîtres les plus autorisés de la chirurgie contemporaine.

Dans une note magistrale, M. A. Richet apprit à P. Bert que la méthode des mélanges titrés n'était pas nouvelle et qu'elle avait été maintes fois employée avec un dosage à peu près identique, mais avec un appareil différent, inventé par le médecin anglais Clover.

Reproduisant le passage ci-dessus, M. A. Richet ajoutait :

---

1. P. Bert, *Comptes rendus, Académie des Sciences,* t. 98, p. 124.

Voilà des paroles graves ; la dernière phrase surtout, que je souligne, me paraît de nature à faire réfléchir sérieusement les praticiens. Sa signification est claire : elle revient à dire que ceux qui, n'ayant pas employé la nouvelle méthode, auraient le malheur de perdre un malade encourraient de graves responsabilités et pourraient être appelés, cela s'est vu, à en subir les dures conséquences[1].

En terminant sa communication, le vieux praticien, après avoir déclaré à P. Bert qu'en dépit de son *quos ego* les chirurgiens ne changeraient rien à leur manière de faire, souhaitait ironiquement que la tentative de son collègue eût plus de succès que celle de Clover.

La cause était désormais perdue ; du reste, à mon humble avis, elle avait été très mal posée. A dix ans d'intervalle, je vais essayer de la replacer sur son véritable terrain.

Il ne fallait pas ériger en principe que la méthode des mélanges titrés, qui nécessitera toujours un matériel encombrant, doit être exclusivement et invariablement employée. Non seulement cela est impossible le plus souvent dans la clien-

---

1. A. Richet, *Comptes rendus, Académie des Sciences,* t. 98, p. 192. — Le récipient de Clover, constitué par un sac de caoutchouc, était défectueux, parce que cette substance absorbe le chloroforme, et j'ai peine à croire qu'il n'y ait pas eu erreur dans les chiffres donnés par M. Richet. Un mélange d'air et de chloroforme, en si faible proportion, ne me paraît pas capable d'amener en aucun cas l'anesthésie complète avec résolution musculaire. Quoi qu'il en soit, il reste désormais établi que P. Bert n'a pas plus à son actif la découverte du principe de la méthode des mélanges titrés que celle de l'appareil qui lui a servi à l'appliquer.

tèle civile, où les chloroformisations urgentes ne sont pas rares, mais encore, même dans la pratique hospitalière de Paris, beaucoup de raisons s'y opposent. D'abord, pour un grand nombre de cas n'exigeant qu'une anesthésie de courte durée, la compresse est plus commode et suffit largement au but qu'on se propose d'atteindre ; de plus les chirurgiens de la capitale ont non seulement à soigner les malades, mais en outre à initier leurs élèves aux nécessités de la chirurgie d'urgence. A ce dernier point de vue il est indispensable d'apprendre aux futurs médecins le moyen de produire une anesthésie, même d'une certaine durée, avec un flacon de 30^{gr} de chloroforme et une simple compresse, *alias* un vulgaire mouchoir [1].

Au lieu de lancer une menace inopportune, il aurait fallu essayer de convaincre les chirurgiens de la vérité du principe suivant, qu'ils finiront probablement par accepter :

Il y a indication d'employer la méthode des mélanges titrés pour toutes les opérations de longue durée qu'on ne pratique pas d'urgence, comme, par exemple, l'ovariotomie.

Ce qui fait en effet le danger d'un agent toxi-

1. Il existe un appareil très simple et bien supérieur à la compresse. C'est le cornet de Raynaud en usage dans la marine, et que je puis recommander pour l'avoir vu employer et employé moi-même un grand nombre de fois.

que gazeux ou vaporisé dans l'air — et *le chloroforme est un poison* — ce n'est pas, comme P. Bert l'a cru et enseigné tout d'abord, sa présence en proportion fixe et déterminée dans l'atmosphère respirée, *sa tension propre,* pour employer son langage, il faut aussi tenir compte d'un facteur non moins important, savoir le temps pendant lequel le sujet est soumis à l'action du mélange.

Quand, au lieu et place du matériel instrumental imparfait qui lui avait servi pour ses premiers essais, P. Bert a employé mon double gazomètre pour étudier méthodiquement les propriétés des divers mélanges titrés, il a dû modifier très sensiblement ses premières conclusions. Car il n'existe point, à proprement parler, de zone maniable pour le chloroforme.

Soumis aux inhalations prolongées les chiens meurent tous au bout d'un certain temps, variable selon la dose de chloroforme vaporisé dans l'air[1].

Le mélange à 4 0/0 (air 100 litres, chloroforme 4 grammes) les tue en 9 ou 10 heures, sans produire l'insensibilité ; le mélange à 6 0/0 amène la mort en 6 ou 7 heures, avec diminution de la sensibilité.

Celui à 8 0/0 produit lentement l'insensibilisation et tue en 4 heures.

---

1. P. Bert, *Comptes rendus de la Société de Biologie,* 1883.

Le mélange à 10 0/0 amène l'anesthésie en quelques minutes et la mort en 2 ou 3 heures.

Des doses supérieures produisent une insensibilisation très rapide; avec 12 0/0 mort en 2 heures; avec 15 0/0 l'animal résiste 40 minutes; avec 20 0/0 une demi-heure; avec 30 0/0 l'anesthésie est instantanée et la mort survient en 3 minutes.

J'ai observé tout récemment d'une façon incidente des faits semblables avec l'oxyde de carbone. J'y reviendrai en détail dans le livre suivant, mais je crois devoir les signaler ici en raison de leur analogie frappante avec ceux que je viens de résumer au sujet du chloroforme. J'ai tenté, pour étudier le mode d'élimination de l'oxyde de carbone, de faire vivre longtemps des lapins dans un appareil de Regnault et Reiset modifié (fig. 10, p. 138), en présence de petites quantités d'oxyde de carbone, 3 à 7^{cc} par litre d'air. Or, contrairement à mes prévisions, ces animaux mouraient tous au bout de 10 à 12 heures[1].

Et pourtant M. Gréhant[2], en faisant respirer à des lapins, pendant une heure à une heure et demie, des mélanges renfermant des proportions successivement croissantes du gaz toxique,

1. L. de Saint-Martin, *Comptes rendus, Académie des Sciences,* déc. 1892.

2. N. Gréhant, *Comptes rendus de la Société de Biologie,* 1880.

avait cru pouvoir conclure que la dose mortelle de l'oxyde de carbone dans l'air est comprise pour ces animaux entre 1 pour 60 et 1 pour 70 (c'est-à-dire entre 15 et 16^{cc} par litre d'air).

Le fait est certainement vrai dans les conditions où cet expérimentateur opérait, mais on voit aussi combien la question change d'aspect lorsqu'on prolonge suffisamment l'expérience, puisque dans ce cas une proportion cinq fois moindre d'oxyde de carbone amène infailliblement la mort *(empoisonnement subaigu)*.

Voilà ce que nous apprend la physiologie expérimentale, et ces faits me paraissent s'imposer à l'examen des chirurgiens. Peut-être les engageront-ils à reprendre, pour les opérations de longue durée, l'étude d'un procédé d'anesthésie qui présente, sans conteste, l'avantage d'un dosage mathématique et qui permet de suspendre fréquemment, sans interrompre l'anesthésie ou tout au moins l'analgésie nécessaire, l'administration, si dangereuse quand elle est continue, de l'agent anesthésique. Je place cette dernière recommandation sous la haute autorité de Gosselin, qui a toujours insisté sur ce point.

Le moment est favorable pour rappeler l'attention sur la méthode des mélanges titrés. On ne peut avoir qu'une confiance médiocre dans la plupart des statistiques dressées sur les cas de mort dus au chloroforme. Il est certain qu'ils sont plus fréquents qu'on ne dit et que bon nombre d'entre eux sont dissimulés. Je n'en veux pour preuve qu'une circulaire récente du directeur général de l'Assistance publique, prescrivant aux directeurs d'hôpitaux de lui signaler directement les cas de mort survenus durant la chloroformisation. Ces déplorables accidents ne sont pas, du reste, tous imputables au chloroforme lui-même, et on ne pourra jamais les éviter complètement. Quelques-uns sont dus au choc opératoire ; d'autres uniquement à la peur, notamment dans un cas rapporté par M. A. Richet dans la note que je citais plus haut. *Le sujet avait succombé subitement pendant un simulacre d'anesthésie et avant toute manœuvre opératoire.*

Tout ce qu'on est en droit d'espérer, c'est de réduire au minimum les dangers de l'anesthésie, et ces dangers existent surtout lorsqu'elle doit être prolongée au delà d'une heure.

Il me reste, en terminant, à dire quelques mots des tentatives faites en vue de substituer à mon double gazomètre, soit une méthode plus simple, soit un appareil plus portatif, destiné à appliquer la méthode des mélanges titrés.

Le pseudo-chlorure de Méthylène employé de l'autre côté du détroit est un mélange de chloroforme 70 p. et d'alcool méthylique 30 p. (J. Regnauld). Dans ce mélange, la tension du chloroforme est assez fortement diminuée. M. Quinquaud a conseillé le mélange d'alcool éthylique et de chloroforme[1]. C'est du même principe que dérive le conseil donné par P. Bert et M. Dubois de faire barboter l'air inspiré par le sujet à endormir à travers un mélange de 100gr d'huile d'olive et de 50gr de chloroforme[2].

Je ne crois pas que ce dernier procédé ait jamais été appliqué à l'homme, et c'est fort heureux, car il aurait probablement provoqué des accidents.

Pour en apprécier la valeur j'ai monté un appareil à respiration artificielle, et j'ai fait traverser le mélange d'huile et de chloroforme par l'air *desséché* qu'il fournissait à raison de 8 litres à la minute avec 16 mouvements du soufflet. L'air était emmagasiné dans un gazomètre. Après le passage de chaque hectolitre d'air on pesait le barboteur pour connaître la quantité de chloroforme vaporisée.

			Chloroforme par hectol. d'air
Les 50 premiers litres d'air ont entraîné	9gr12	soit	15gr32
Les 50 suivants.	6 20		
Le deuxième hectolitre.			9 65
Le troisième.			5 90
Le quatrième.			4 25

On voit à quel danger aurait été d'abord exposé le malade soumis à ce procédé d'anesthésie

1. Quinquaud, *Bulletin de la Société de Biologie,* 1884.
2. P. Bert et R. Dubois, *Ibid.,* 1884.

conseillé par P. Bert à la suite d'une seule expérience faite sur un chien !

MM. R. Dubois et Tatin ont fait construire une machine à anesthésier pour remplacer mon double gazomètre. Ce premier essai ne fut pas heureux si j'en juge par une discussion qui eut lieu le 14 juin 1887 à la Société de biologie[1].

M. R. Dubois me paraît avoir mieux réussi le second modèle qu'il a fait établir et dont il a bien voulu me prêter un exemplaire. J'ai reconnu que cet appareil fournissait un courant continu d'air sensiblement titré en chloroforme. Les quelques écarts que j'ai constatés sont sans importance ; un mécanisme particulier permet d'obtenir à volonté de l'air à 10, à 8 ou à 6gr de chloroforme par hectolitre.

Je ferai pourtant à cet instrument les reproches suivants : d'abord son mécanisme est bien délicat ; ensuite, pour s'en servir, on doit faire respirer le malade dans un courant assez rapide du mélange gazeux anesthésique, et l'appareil doit en débiter beaucoup plus que le malade n'en consomme.

Cet excès de chloroforme, sans inconvénient

---

1. *M. Dubois* a perfectionné son appareil à chloroformisation. Il affirme qu'aujourd'hui tous les désiderata sont comblés.

M. Laborde. — L'appareil de M. Dubois qui a précédé celui-ci était fort imparfait. Ceux qui en ont fait l'acquisition ne peuvent pas s'en servir. Or, il coûtait de 5 à 600 francs.

(*Comptes rendus de la Société de Biologie.*)

pour le malade, est parfois gênant pour l'opérateur et ses aides.

Or le but à atteindre aujourd'hui me semble être précisément d'entraîner au dehors les produits d'expiration du patient. Ce *desideratum* ne me paraît pas difficile à réaliser[1].

---

1. Le lecteur désireux d'approfondir les questions relatives à l'anesthésie chirurgicale consultera avec fruit le remarquable ouvrage publié récemment par le professeur A. Dastre : *Les Anesthésiques; Physiologie et Applications chirurgicales*. Paris, 1890.

LIVRE III.

RECHERCHES SUR L'INTOXICATION OXYCARBONIQUE

LIVRE III.

RECHERCHES SUR L'INTOXICATION OXYCARBONIQUE

CHAPITRE Ier.

Historique.

Il y a bientôt quarante ans que Claude Bernard a découvert et lumineusement démontré le mécanisme de l'intoxication par l'oxyde de carbone[1]. Mais le point capital, c'est-à-dire la substitution du gaz toxique à l'oxygène dans l'hémoglobine du globule sanguin, une fois établi sans conteste par notre illustre physiologiste, certains côtés de l'étude de cet empoisonnement restaient à élucider. En premier lieu, quand le sujet intoxiqué se rétablit, comment s'élimine le poison et quelle est la durée de son élimination?

---

1. Cl. Bernard, *Leçons sur les effets des substances toxiques et médicamenteuses*. Paris, 1857 (2e tirage, 1883), 10e leçon, p. 157.

Claude Bernard s'en était vivement préoccupé ; il revint fréquemment sur cette question dans ses leçons [1], sans pourtant avoir jamais cru pouvoir tirer de ses nombreuses expériences des conclusions fermes et bien assises.

Un de ses élèves les plus distingués, M. N. Gréhant, a fait, sur le même sujet, d'intéressantes et laborieuses recherches. Elles l'ont conduit à admettre que l'élimination de l'oxyde de carbone est assez rapide et qu'elle a lieu exclusivement en nature [2]. Les études de ce physiologiste ont porté sur des chiens et sur des lapins ; il a toujours employé, avec quelques modifications de détail, pour doser l'oxyde de carbone dans l'air expiré, une méthode bien connue, basée sur la transformation de ce gaz en acide carbonique par le passage très lent du mélange qui le renferme sur une colonne d'oxyde de cuivre porté au rouge.

Ce procédé, en raison de la faible quantité du gaz toxique contenue dans l'air expiré, est d'une extrême délicatesse. La grille à combustion faisant partie de l'appareil servant à l'analyse dégage, durant l'opération, bien près d'une cen-

---

1. Cl. Bernard, *Leçons sur les anesthésiques et sur l'asphyxie,* p. 451 ; *Leçons de physiologie opératoire,* p. 443.

2. N. Gréhant, *Comptes rendus de la Société de Biologie,* 1872 et 1873 ; *Comptes rendus de l'Académie des Sciences,* 1886.

taine de mètres cubes d'acide carbonique, alors qu'il s'agit d'en isoler quelques centimètres cubes ; de plus — et c'est là l'objection capitale formulée par Cl. Bernard lui-même — l'air expiré peut renfermer des traces d'hydrogènes carbonés, ou des matières organiques indéterminées, capables de fournir de l'acide carbonique dans les conditions de l'expérience[1].

On ne saurait donc s'étonner que la même méthode ait donné à un autre expérimentateur des résultats contraires à ceux de M. Gréhant.

Au cours d'un travail exécuté dans le laboratoire de M. le professeur Hermann, de Zurich, M. E. Kreiss[2] n'aurait trouvé, dans l'air expiré par des lapins intoxiqués, qu'une très faible partie de l'oxyde de carbone qu'il leur avait préalablement injecté dans les veines sous la forme de sang oxycarboné. De plus, en faisant vivre des souris et des grenouilles dans des atmosphères confinées renfermant une proportion connue d'oxyde de carbone, le même savant aurait constaté :

1° La disparition d'une partie du gaz toxique ;

2° La production d'une quantité d'acide carbonique notablement supérieure à celle qu'on observe à l'état normal.

---

1. Cl. Bernard, *Leçons sur les anesthésiques et sur l'asphyxie*, p. 461.

2. E. Kreiss, *Pfluger's Arch.*, t. XXVI, 1881.

Disons de suite que ce dernier fait est en opposition formelle avec tout ce qui est connu. Il est notoire que l'empoisonnement par l'oxyde de carbone s'accompagne toujours d'un refroidissement. M. Desplats a observé, comme on pouvait le prévoir, que ce refroidissement est concomitant d'un amoindrissement considérable des combustions intra-organiques[1].

Ajoutons que M. Kreiss, comme avant lui M. Pokrousky[2], employait pour doser l'oxyde de carbone dilué dans l'air un procédé tout à fait analogue à celui de M. Gréhant. Mais si, par suite, on peut lui adresser les mêmes critiques d'ordre général, il ne paraît pas toutefois avoir pris, pour se mettre à l'abri des causes d'erreur, des précautions aussi minutieuses que l'habile expérimentateur dont il contredit les résultats. M. Gréhant le fait remarquer non sans raison[3].

En particulier, après une lecture attentive du mémoire de M. Kreiss, il m'est impossible de savoir par quelle méthode il évaluait la teneur en gaz toxique du sang oxycarboné qu'il injectait dans les veines des lapins soumis aux expériences. J'ai tout lieu de croire en outre qu'il

1. V. Desplats, *Journal de l'Anat. et de la Phys.*, t. XXII, p. 213 (1886).

2. Pokrousky, *Virchow's Arch.*, 1864, t. 30, p. 540, et 1866, t. 36, p. 482.

3. N. Gréhant, *Comptes rendus de l'Académie des Sciences*, 1886.

saturait fort incomplètement d'oxyde de carbone le sang défibriné qu'il employait dans ses essais sur la sensibilité de la réaction spectroscopique du sang partiellement intoxiqué[1].

Aussi, tout en considérant comme très vraisemblable l'opinion que M. Kreiss, après d'autres physiologistes, émet sur le mode d'élimination de l'oxyde de carbone, il m'a paru qu'elle n'était pas démontrée expérimentalement.

Les mêmes divergences existent en ce qui concerne la durée de l'élimination du poison.

Claude Bernard[2] et M. Gréhant[3] regardent cette élimination comme très rapide chez le chien et surtout chez le lapin, qui s'exonérerait du gaz toxique en une heure à peu près. MM. Ogier[4] et Gab. Pouchet[5], au contraire, ont annoncé qu'ils avaient constaté la réaction spectroscopique de l'hémoglobine oxycarbonée dans le sang de sujets empoisonnés par les émanations de poèles mobiles, et cela soixante heures après que les victimes avaient été soustraites à l'influence des atmosphères toxiques.

Presque toutes ces conclusions étant basées

1. Voir plus bas, chapitre IV.

2. Cl. Bernard, *Leçons sur les anesthésiques et sur l'asphyxie*, p. 437.

3. N. Gréhant, *Comptes rendus de la Société de Biologie*, 1873.

4. J. Ogier, *Ann. d'hygiène et de médecine légale*, 3e série, t. 22, p. 276.

5. Gabriel Pouchet, même recueil, 3e série, t. 20, p. 361.

sur l'examen spectroscopique du sang, je dois faire remarquer d'abord qu'il s'en faut de beaucoup que ce mode d'investigation ait, pour la diagnose de l'oxyde de carbone, la netteté et la sensibilité qu'on lui attribue généralement[1].

Claude Bernard tout le premier a été amené à le reconnaître.

L'illustre savant avait tiré à un chien de taille moyenne 250 grammes de sang, qui furent défibrinés, saturés d'oxyde de carbone et réinjectés dans les veines de l'animal[2].

Or, dans l'expérience actuelle, dit-il, nous n'avons pas constaté la présence d'oxyde de carbone dans le sang où avaient barboté les produits de l'expiration du chien mis en expérience. Bien plus, ayant cherché si le spectroscope révélait l'agent toxique dans le sang de l'animal lui-même, nous n'avons également obtenu que des résultats négatifs.

Pensant que ces résultats pouvaient tenir à ce que la proportion du sang intoxiqué au sang normal, auquel nous l'avions mêlé par l'injection intraveineuse, était trop faible, nous avons alors cherché jusqu'à quelle limite on peut constater la présence de l'oxyde de carbone dans un mélange de ce genre. Quelques essais faits dans ce sens nous ont montré qu'on peut, *in vitro*, caractériser au spectroscope le mélange de 1 de sang intoxiqué pour 2 de sang normal. Serait-ce donc à dire que 250 grammes de sang ne représentent pas le tiers de la masse totale du sang d'un chien de taille moyenne ? Cette conclusion est vraisemblable...

Dans le travail cité ci-dessus, M. Kreiss assi-

---

1. Voir plus bas, chapitre IV.
2. Cl. Bernard, *Physiologie opératoire,* p. 451. Paris, 1879.

gne une limite encore plus faible à la sensibilité de la réaction de Stokes. D'après cet expérimentateur, un mélange à parties égales de sang oxygéné et de sang oxycarboné ne donne déjà plus que très faiblement la réaction spectroscopique connue, et dès que la proportion du sang toxique vient à s'abaisser au-dessous de ce taux, la réduction paraît complète, soit par le sulfhydrate d'ammoniaque, soit par la solution ammonio-tartrique de sulfate de fer.

Cette conclusion me paraît basée sur une erreur d'expérience, car, en reprenant l'étude de la question, j'ai obtenu des résultats très voisins de ceux notés par Cl. Bernard. Dans les conditions où j'opérais, on pouvait reconnaître la présence de l'oxyde de carbone dans un mélange renfermant un quart de sang oxycarboné sur trois quarts de sang normal. Il est probable que le sang toxique employé par M. Kreiss[1] pour faire ses mélanges était très incomplètement saturé d'oxyde de carbone.

Quoi qu'il en soit, ces faits infirment une conclusion ancienne de Claude Bernard, d'après laquelle il regardait l'élimination du gaz toxique chez le lapin comme complète au bout de trois quarts d'heure, en se fondant sur ce que le sang de l'animal ayant respiré durant ce

1. E. Kreiss, *loc. cit.*

temps à l'air libre paraissait se réduire entièrement par le sulfure ammonique[1].

Par contre, j'emprunterai à notre illustre physiologiste la relation d'une expérience très intéressante[2] :

On fait respirer à un chien un mélange de 2 litres d'air et de 50^{cc} d'oxyde de carbone pendant deux minutes.

Dix minutes après on retire de l'artère fémorale 100^{cc} de sang artériel qui contiennent 2^{cc} d'oxyde de carbone ; six heures après 100^{cc} de sang extraits du même vaisseau ne contiennent que 1^{cc}33 d'oxyde de carbone.

Trois jours après, 300^{cc} de sang n'ont plus donné, par l'acide sulfurique en excès, et à 100°, trace d'oxyde de carbone.

J'ai tenu à reproduire textuellement la relation de cette expérience, car elle démontre bien clairement que l'élimination du poison gazeux devient très lente lorsque le sang n'en renferme que de petites quantités. On peut admettre que, lors de la première prise de sang, ce liquide n'était oxycarboné que pour un dixième environ ; or, dans l'espace de six heures, il n'a disparu que $2^{cc} - 1^{cc}33 = 0^{cc}67$ d'oxyde de carbone.

J'arrive maintenant aux conclusions de MM. Pouchet et Ogier, et je suis obligé de faire à leur sujet quelques réserves, non pas qu'il soit invraisemblable de voir persister des traces du

---

1. Claude Bernard, *Leçons sur les anesthésiques et sur l'asphyxie*, p. 437.
2. *Ibid.*, p. 451.

poison dans le sang de sujets ayant échappé à la mort, soixante heures après l'intoxication ; mais il m'est difficile d'admettre que sa présence puisse y être décelée par l'examen spectroscopique direct. Car cela supposerait que l'hémoglobine contenue dans ce sang se trouve oxycarbonée dans la proportion d'un quart au moins.

Le sulfhydrate d'ammoniaque, réactif employé par ces expérimentateurs, est d'un usage incommode et peu sûr. Si on l'emploie trop concentré, on décompose l'hémoglobine (apparition d'une raie dans le rouge); s'il est trop étendu, la réduction est très lente et ne devient complète qu'à la condition de soustraire entièrement le mélange au contact de l'air[1].

L'hydrosulfite de soude est le seul réactif qui mette absolument à l'abri de ces causes d'erreur.

En terminant cet exposé préliminaire, je dois encore rappeler les expériences de Donders[2], de Zuntz[3] et de Podolinsky[4].

Ainsi que Claude Bernard l'avait déjà reconnu[5], Donders, en faisant barboter de l'air dans du sang oxycarboné maintenu à la température

---

1. V. Fumouze, *Les spectres d'absorption du sang*, p. 98.
2. *Pfluger's Arch.*, t. V, page 20, 1872.
3. *Ibid.*, t. V, p. 584.
4. *Ibid.*, t. VI, p. 553.
5. Cl. Bernard, *Leçons sur les anesthésiques et sur l'asphyxie*, p. 462 et 463.

de 38°, en a chassé le gaz toxique. Mais il va plus loin et ajoute :

Le sang défibriné, saturé par l'oxyde de carbone, est dépouillé de ce gaz par un courant d'oxygène, d'hydrogène ou d'acide carbonique même à 0°, de sorte que l'hémoglobine perd peu à peu son oxyde de carbone. L'opinion d'Hermann, d'après laquelle l'oxygène pourrait être chassé de sa combinaison avec l'hémoglobine, mais que l'inverse n'aurait pas lieu, n'est donc pas fondée. L'oxygène chasse en effet l'oxyde de carbone même à 0°..., et beaucoup plus rapidement à 38°.

Ce dernier gaz n'est pas transformé en acide carbonique, car si par un courant suffisamment prolongé d'oxyde de carbone on élimine complètement du sang toute trace de CO^2, et qu'on le fasse ensuite traverser par un courant d'oxygène ou d'air bien exempt d'acide carbonique, aucune trace sensible de CO^2 n'est éliminée en une heure, même à 37°, tandis que pendant ce temps l'hémoglobine oxycarbonée est convertie pour la plus grande partie en oxyhémoglobine.

Donders omet de dire par quel procédé il a démontré l'absence de l'acide carbonique dans l'air ayant traversé le sang, ni comment il s'est assuré de la disparition de l'oxyde de carbone. Il est possible que la quantité de l'acide carbonique ait été trop faible pour être décelée, et l'on peut s'étonner, du reste, de voir du sang frais traversé à 38 degrés par un courant d'air ne fournir durant une heure aucune trace de ce gaz.

Zuntz s'est borné à constater que, dans le vide suffisamment prolongé de la pompe à mercure, le sang oxycarboné finit par abandonner l'oxyde de carbone qu'il renferme, du moins en majeure partie.

31^{cc}65 de sang de chien lui ont ainsi fourni 5^{cc}60 de CO, soit 17,7 0/0 de son volume.

Enfin Podolinsky a vérifié les conclusions de Donders et les a étendues à la combinaison de l'hémoglobine avec le bioxyde d'azote qu'un courant d'hydrogène arrive aussi à dissocier à la longue.

Tel était l'état de la question lorsque j'ai entrepris mes recherches. Il m'a paru nécessaire, pour aborder l'étude du problème, d'employer de nouvelles méthodes analytiques tant pour doser l'oxyde de carbone que pour sa recherche spectroscopique. Je dois d'abord faire connaître ces nouveaux procédés, dont l'étude préliminaire m'a pris beaucoup plus de temps que les expériences propres à donner la solution de la question que j'avais à cœur d'élucider.

CHAPITRE II.

Dosage de petites quantités d'oxyde de carbone dans l'air au moyen du protochlorure de cuivre.

J'ai mentionné plus haut les objections que soulève la méthode généralement suivie jusqu'à présent pour doser dans l'air des petites quantités d'oxyde de carbone[1]. Aussi ai-je dû, avant toute chose, en chercher une autre à l'abri de toute critique, et je me suis arrêté à la suivante qui présente, outre les conditions d'exactitude voulues, la garantie de pouvoir isoler en nature le gaz à doser.

On sait qu'une solution de protochlorure de cuivre dans l'acide chlorhydrique absorbe avidement l'oxyde de carbone. Ce fait a été reconnu et utilisé pour le dosage de ce gaz par M. F. Leblanc[2]. Un peu plus tard M. Berthelot[3] a obtenu un produit cristallisé répondant à la formule $3CO, 2Cu^2Cl + 7HO$. Ce composé est détruit par la chaleur, et le gaz est entièrement dégagé

---

1. Voir p. 220 et 221.
2. F. Leblanc, *Comptes rendus*, t. XXX, p. 488.
3. M. Berthelot, *Ann. de chimie et de physique*, 3e série, t. XLVI, p. 488.

par l'ébullition, surtout lorsqu'elle est aidée du vide.

En prenant pour point de départ ces faits bien établis, j'ai tenté, pour doser dans un mélange gazeux de petites quantités d'oxyde de carbone, d'agiter un volume déterminé et assez considérable de ce mélange avec la solution acide de chlorure cuivreux, et de concentrer de la sorte le gaz toxique dans ce réactif pour l'en extraire ensuite à chaud au moyen de la trompe de Sprengel. J'utilisais ainsi une méthode générale, décrite par M. Berthelot dans ses recherches sur la formation de l'hydrure d'éthylène au moyen du formène et surtout sur les carbures saturés, ainsi que par MM. Muntz et Aubin[1] pour le dosage de l'acide carbonique contenu dans l'air atmosphérique.

Je me suis heurté au début à des difficultés pratiques assez sérieuses. Tandis, en effet, qu'une très petite quantité de potasse dépouille facilement une grande masse gazeuse de tout l'acide carbonique qu'elle contient, il s'en faut de beaucoup que la solution cuivreuse enlève en une fois à un volume notable d'air faiblement oxycarboné la totalité du gaz toxique qu'il peut renfermer.

D'après M. Berthelot[2], la dissolution des gaz

1. Muntz et Aubin, *Comptes rendus*, t. XCVII, p. 1463, 1883.
2. Berthelot, *Mécanique chimique*, t. II, p. 145.

très solubles dans un liquide a lieu « en vertu d'une réaction chimique jointe à un phénomène d'ordre physique ». C'est vraisemblablement le cas de l'oxyde de carbone pur mis en présence du réactif très concentré.

Mais lorsque le gaz est fortement étendu d'air, il paraît résulter de mes expériences préliminaires que la dissolution dans la liqueur cuivreuse se fait exclusivement selon la loi de Dalton et conformément aux formules absorptiométriques de Bunsen[1].

Voici quelques exemples :

I. Dans un ballon à robinet de verre d'une capacité de 1131^{cc}7, on a fait le vide à la trompe ; puis on y a fait pénétrer d'abord 8^{cc}28 d'oxyde de carbone pur [2], et ensuite de l'air en quantité suffisante pour remplir le ballon à la pression de l'atmosphère.

On y a introduit aussitôt 50^{cc} de solution de protochlorure de cuivre dans l'acide chlorhydrique [3], et l'on a procédé à une agitation vigoureuse et prolongée capable d'épuiser l'action du réactif.

Ce dernier, soumis ensuite, dans l'appareil qui sera décrit plus bas, à l'ébullition et au vide de la trompe de Sprengel, a fourni 7 à 8^{cc} d'un mélange gazeux renfermant exactement 4^{cc}39

---

1. R. Bunsen, *Méthodes gazométriques*, p. 138.
2. Tous les volumes de gaz sont estimés secs à 0° et à 760^{mm}.
3. Cette solution s'obtient facilement en faisant digérer à froid 40^{gr} de tournure de cuivre et 40^{gr} de bioxyde de cuivre dans 450^{gr} d'acide chlorhydrique. La liqueur décolorée peut absorber 25 fois son volume d'oxyde de carbone et 12 fois son volume d'oxygène.

d'oxyde de carbone pur, soit 52,3 pour 100 de la quantité introduite dans le ballon.

II. On a préparé de la même façon un mélange d'un volume total de 1125^{cc}4 renfermant 9^{cc}12 d'oxyde de carbone, et on l'a agité à trois reprises différentes, chaque fois avec 25^{cc} de solution cuivreuse. Les trois fractions de réactif réunies dans l'appareil à dégagement ont fourni 7^{cc}01 d'oxyde de carbone, soit 76,8 pour 100 du volume de gaz mis en expérience.

Il convient de remarquer que dans ces deux essais une partie du réactif, soit environ 20^{cc}, servait exclusivement à absorber l'oxygène des mélanges gazeux ; mais il n'en restait pas moins un excès considérable disponible (30^{cc} dans le premier cas et 55^{cc} dans le second), et pourtant l'absorption de l'oxyde de carbone était loin d'être complète.

Ces premiers chiffres démontrent que, dans le cas particulier où un mélange gazeux ne renferme qu'une faible proportion d'oxyde de carbone, le dosage de ce gaz au moyen du protochlorure de cuivre acide, tel qu'on le pratique généralement en faisant agir deux fois le réactif sur le gaz à analyser, donne des résultats trop faibles.

Le déficit devient notable surtout quand le résidu gazeux non absorbable par la liqueur cuivreuse présente un volume considérable par rapport à celui de l'oxyde de carbone. Ce cas se produit fréquemment dans l'analyse des produits gazeux de la combustion.

Je suis arrivé néanmoins au but que je poursuivais, à la suite de nombreux tâtonnements, en adoptant la marche suivante qui s'applique à des mélanges renfermant de un à dix millièmes d'oxyde de carbone.

Un ballon à robinet de verre, B' ou B'' (fig. 15), d'une capacité de 1100^{cc} à 1200^{cc}, successivement soumis au vide de la trompe à eau et de la trompe de Sprengel[1], est rempli par aspiration de l'air à analyser. On y fait pénétrer en premier lieu 50^{cc} de liqueur cuivreuse ; on agite vigoureusement, puis renversant le ballon, on le relie par un bout épais de tube de caoutchouc avec le récipient B de l'appareil à dégagement, appareil dans lequel le vide complet a été fait au préalable. Par un simple jeu des robinets r' et r'' on fait passer dans le récipient le réactif rassemblé dans le col du ballon B'.

---

1. Soit V le volume du ballon vide. On peut se borner à le vider à la trompe à eau en mesurant, à l'aide d'un petit manomètre à vide, interposé entre la trompe et le ballon, la pression restante h. Si l'on ferme à ce moment le robinet du ballon, et qu'on remplisse ensuite ce dernier de l'air à analyser sous la pression extérieure, le volume réel V' de cet air mesuré à la température et sous la hauteur barométrique ambiantes sera donné par la formule

$$V' = V \frac{H - h}{H}$$

Pour le ramener à la température de 0° à l'état sec et sous la pression de 760, on devra encore multiplier V' par le facteur

$$\left(\frac{H - f}{760} \quad \frac{1}{1 + 0.00366\,t.}\right)$$

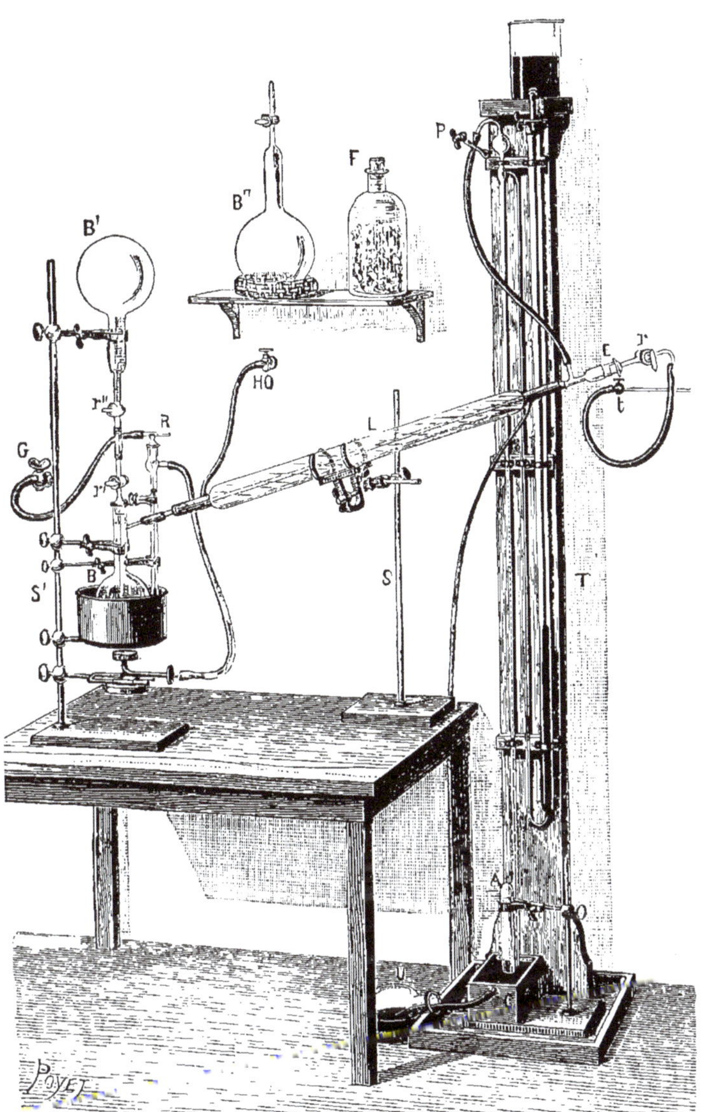

Fig. 15.

Cette opération est renouvelée quatre fois, la première avec 40^{cc} et les trois autres chacune avec 30^{cc} de la solution cuivreuse.

Il ne reste plus qu'à extraire par l'ébullition et le vide les gaz emmagasinés dans le réactif.

L'appareil employé dans ce but se compose d'un ballon récipient B, relié à la trompe de Sprengel T par l'intermédiaire d'un long réfrigérant de Liebig ascendant L.

a. Le col du ballon récipient B porte un tube soudé latéralement, communiquant avec le réfrigérant par un bout de tube épais en caoutchouc; il est fermé en haut par un bouchon de verre creux et rodé, que traverse un tube capillaire pénétrant jusqu'au fond du ballon et surmonté d'un excellent robinet r', qu'on doit graisser avec soin avant chaque analyse, ainsi du reste que toutes les autres pièces rodées de l'appareil.

b. Le tube intérieur du réfrigérant est mis en rapport avec la trompe de Sprengel au moyen d'un tube soudé latéralement à son extrémité supérieure, et d'un tube épais de caoutchouc assez long portant une forte pince à vis P qui permet d'établir ou d'interrompre à volonté la communication entre l'appareil et la trompe à mercure; cette extrémité se termine par un entonnoir E également fermé par un bouchon creux de verre rodé portant un robinet r, relié à la trompe à eau t.

c. Les jonctions des caoutchoucs avec les tubes de verre sont fortement ligaturées et recouvertes d'une longue bande de caoutchouc bien serrée. Un appareil bien monté tient le vide absolu pendant des semaines entières.

d. Enfin un bain-marie chauffé par un brûleur à gaz, et qu'on peut maintenir constamment à 55° au moyen d'un régulateur R, permet de porter à l'ébullition le réactif chargé d'oxyde de carbone.

Avant de commencer les opérations d'un dosage, on introduit par l'entonnoir E un bâton de potasse caustique qui se trouve maintenu dans le tube, immédiatement au-dessous de l'entonnoir, au moyen d'un morceau de toile de platine et qui est destiné à arrêter les vapeurs d'acide chlorhydrique produites lors de l'ébullition.

Le bouchon de verre bien graissé étant remis en place, on fait le vide d'abord avec la trompe à eau d'Alvergniat et on le rend parfait au moyen de la trompe de Sprengel. Un bruit sec particulier, produit par la chute du mercure, indique que ce but est atteint.

On arrête à ce moment l'écoulement du métal, on serre la pince P. Puis on procède aux agitations comme il a été dit plus haut, en faisant pénétrer, après chacune d'elles, le réactif employé dans le récipient B. Quand les cinq fractions de la liqueur cuivreuse s'y trouvent réunies, on les porte à l'ébullition qu'on entretient pendant quinze à vingt minutes. Desserrant alors la pince P, on fait marcher la trompe, et les gaz dégagés par le vide passent dans l'éprouvette A. A la fin de l'opération, la potasse se liquéfie en absorbant la vapeur d'eau, et la lessive alcaline qui en résulte reflue dans le ballon récipient B. Comme cette lessive renferme toujours une certaine proportion de carbonate, elle fait effervescence au contact de la liqueur cuivreuse acide.

L'acide carbonique ainsi produit balaie l'appareil, n'étant qu'incomplètement absorbé par ce qui reste du bâton de potasse, et il entraîne dans l'éprouvette les dernières traces d'oxyde de carbone.

Pour analyser les gaz recueillis dans l'éprouvette A, on les débarrasse d'abord de l'acide carbonique au moyen de la potasse. Le résidu est mesuré, puis additionné de trois fois environ son volume d'oxygène, et finalement soumis à l'action de l'étincelle électrique dans un eudiomètre de Riban. Après avoir noté la contraction, on dose l'acide carbonique produit au moyen de la potasse[1].

Ces diverses opérations ou transvasements se font sur la cuve de Doyère, et avec les excellentes pipettes de M. Salet (fig. 7 bis).

1. La diminution de volume qui suit l'explosion doit être juste la moitié de ce volume d'acide carbonique.

Le dosage eudiométrique de l'oxyde de carbone n'est exact que si ce gaz est contenu dans le mélange soumis à l'explosion en une propor-

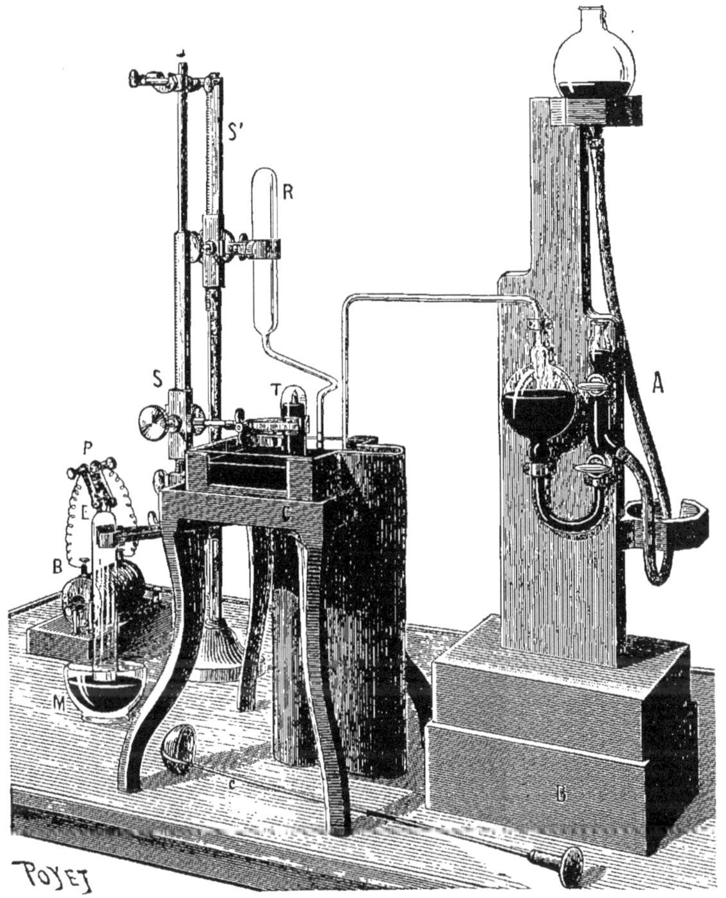

Fig. 7 *bis*.

tion presque fixe, comprise entre 20 et 26 pour 100. Lorsque la concentration est plus forte, en présence de traces presque inévitables d'azote, il se forme des produits nitreux[1]. Quand elle est plus faible, la combustion est souvent incomplète[2]. Dans le cas particulier qui nous occupe, il est toujours possible, *en observant à la lettre la marche indiquée ci-dessus,* de se tenir dans les limites voulues, si étroites qu'elles soient.

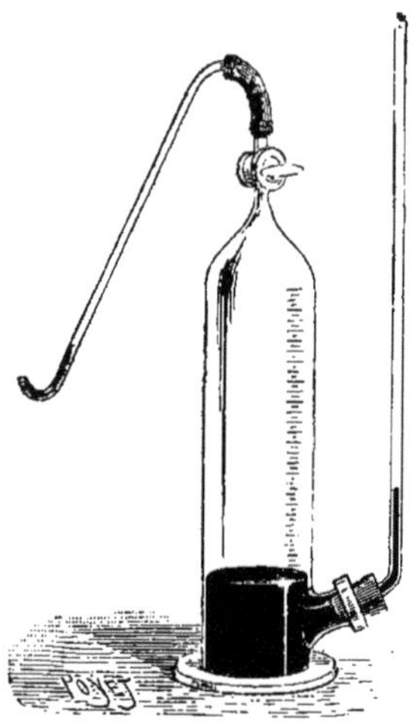

Fig. 16.

Les deux exemples suivants, tirés de mes expériences de contrôle, feront voir quel degré de confiance on peut avoir dans la méthode.

On a préparé de l'oxyde de carbone très pur, et on l'a emmagasiné dans des gazomètres à

1. Bunsen, *Méthodes gazométriques,* p. 64 et suivantes.
2. Dalton et Berthelot, *Mécanique chimique,* t. II, p. 343.

mercure de la forme ci-contre (fig. 16), qui permettent de conserver fort longtemps un gaz sans la moindre altération.

Le contenu de l'un d'eux a donné à l'analyse eudiométrique les résultats suivants :

	Divisions millimétriques du tube n° 5	Capacités correspondantes
Volume du gaz.	40mm2	7cc69
— après l'addition d'O[1]. .	115 0	22 01
— après l'explosion. . .	95 0	18 18
— après KO.	55 0	10 53

Donc 7cc69 du gaz soumis à la combustion ont fourni
7 65 d'acide carbonique, avec une contraction de
3 83 correspondant à la moitié du CO^2 produit.

La teneur en oxyde de carbone est donc égale à

$$\frac{7,65}{7,69} \times 100 = 99,48 \ 0/0$$

1. On a mesuré dans un tube divisé sur la cuve à mercure :

9cc41 de ce gaz à 9°5 et sous la pression de 767mm8,
soit 9 03 de CO pur à 0° et sous la pression de 760mm,

et on a fait passer le volume de gaz ainsi isolé dans un ballon à robinet d'une capacité de 1131cc7, préalablement vidé à la trompe à eau.

1. L'oxyde de carbone et l'oxygène employé pour la combustion étant l'un et l'autre sensiblement purs, on a pu en faire un mélange assez concentré sans craindre la production de composés nitreux.

Cette opération s'exécute au mieux de la façon suivante : au tube de caoutchouc E de la pipette (fig. 17), on adapte un tube syphon de la forme représentée en A et on syphone par aspiration dans la boule fixe le gaz contenu dans le tube divisé.

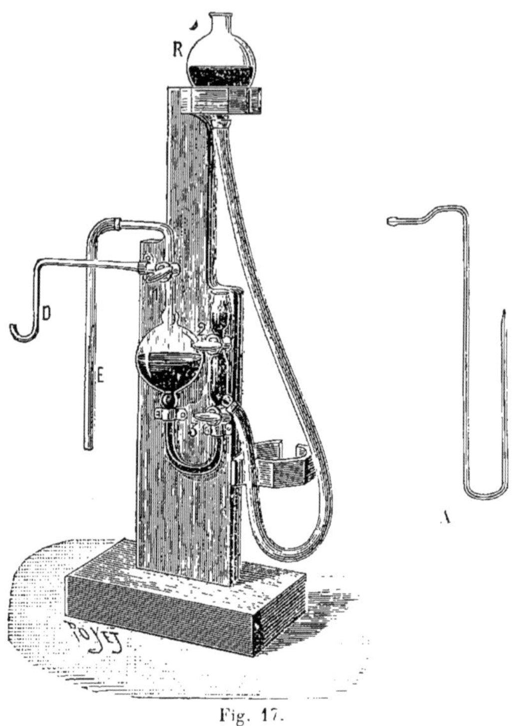

Fig. 17.

On lave à diverses reprises, si je puis m'exprimer de la sorte, le tube divisé avec de l'air ; il suffit pour cela de soulever doucement ce tube au-dessus du niveau du mercure, au moyen de la vis micrométrique, et de réunir chaque fois l'*air de lavage* à l'oxyde de carbone déjà syphoné dans la pipette.

Enlevant alors le tube recourbé, on joint le caoutchouc E à la pointe du ballon à robinet vidé à la trompe. Par un simple jeu de robinets, on aspire le mélange gazeux dans le ballon en ayant soin de ne pas entraîner de mercure ; puis *on lave* également à diverses reprises la pipette avec de l'air que l'on fait pénétrer par le tube D, et qu'on aspire ensuite chaque fois dans le ballon. Finalement on isole ce dernier et on y laisse pénétrer l'air extérieur jusqu'à cessation du sifflement. On a ainsi préparé un mélange contenant une quantité rigoureusement déterminée d'oxyde de carbone.

Ce mélange a été soumis à cinq reprises à l'agitation avec le chlorure cuivreux. Les 180^{cc} de réactif réunis dans le récipient ont fourni, y compris l'air ayant servi à balayer l'appareil, un mélange de gaz qui, passé à la potasse, mesurait :

A la température de 10°6 et sous la pression de 745^{mm}6	23^{cc}45
Volume du gaz sec à 0° et sous la pression de 760	21 72

On a divisé ce volume de gaz en deux parties :

a. La première, de 12^{cc}56 à 10°8 sous la pression de 745^{mm}8,
soit 11 68 à 0° sous la pression de 760
a été analysée au moyen du protochlorure de cuivre.

Volume primitif du gaz dans les mêmes conditions que le comparateur.	12^{cc} 71
— après l'action du pyrogallate alcalin . . .	12 71
— après celle du protochlorure de cuivre. .	7 50
Oxyde de carbone.	5^{cc} 21

Soit 41 0/0 du gaz soumis à l'analyse ou 4^{cc}79 de CO pur et sec à 0° sous la pression de 760^{mm}.

b. La seconde, de 10^{cc}74 à 9° sous la pression de 743^{mm}7,
soit 10 03 à 0° sous la pression de 760
a été soumise à la combustion eudiométrique.

Voici les résultats de cette analyse :

Volume primitif du gaz.	10cc 73
— après l'addition d'oxygène.	20 86
— après l'explosion.	18 66
— après l'action de la potasse.	14 26

On a donc obtenu 4cc40 de CO^2 avec une contraction de 2 20.

Cela répond à 41 0/0 d'oxyde de carbone (les résultats fournis par les deux méthodes sont identiques), ou à 4cc11 de CO à 0° sous la pression de 760mm.

c. On a donc en tout retrouvé

4cc79 + 4cc11 = 8cc90 de CO
sur 9 03.

Soit 98,5 0/0 du gaz introduit dans le ballon.

Le gaz mesuré en totalité à 0° et à 760 =. . . .		21cc 72
La première fraction était égale à. .	11cc 68	21 71
La seconde à	10 03	
Différence. . . .		0cc 01

On voit par cet exemple à quel degré de précision on peut arriver dans la lecture des volumes de gaz.

II. On a mesuré sur le mercure dans un tube divisé :

5cc11 du même gaz à 9°5 et sous la pression de 769mm7
soit 4 90 de CO pur à 9°0 et sous la pression de 760mm.

Comme ci-dessus, on a dilué ce volume d'oxyde de carbone dans une grande masse d'air égale en totalité à 1125cc4.

En suivant la même marche, on a agité le contenu du ballon à cinq reprises avec la solution cuivreuse, et cette dernière, rassemblée dans le ballon récipient de l'appareil à extraction, a fourni un volume de gaz qui, sans mesure préalable, a été soumis à l'action de la potasse et additionné de trois fois environ son volume d'oxygène pur.

Volume total du mélange gazeux.	19^{cc} 56
— après l'explosion.	17 05
— après KHO^2.	12 02

Mesures faites à 5° sous la pression de $746^{mm}8$.

On a donc obtenu $5^{cc}03$ d'acide carbonique correspondant à un volume égal d'oxyde de carbone avec la contraction théorique de $2^{cc}51$.

Soit à 0° et sous la pression de 760^{mm}, $4^{cc}81$ de CO pur.

Cette quantité représente 98,1 0/0 du gaz soumis à l'analyse.

DOSAGE DE PETITES QUANTITÉS D'OXYDE DE CARBONE DILUÉES DANS UN GRAND VOLUME D'OXYGÈNE.

La méthode que je viens de décrire peut également servir à isoler en nature et à doser l'oxyde de carbone dilué dans un grand volume d'oxygène ; elle acquiert même dans ce cas particulier une sensibilité plus grande, car elle permet de déterminer très exactement quelques dix-millièmes de gaz toxique.

Supposons, comme cela aura lieu dans nos expériences, un mélange gazeux de cinq à six litres, enfermé dans un sac de caoutchouc, et composé de 95 à 98 0/0 d'oxygène et d'un résidu formé d'azote et de quelques centimètres cubes d'oxyde de carbone.

On prend un ballon B (fig. 18 et 19) d'une contenance de douze à quinze cents centimètres cubes, à long col étiré, sur lequel on fixe un tube épais de caoutchouc qu'on peut fermer avec une pince de pression P. On vide d'abord ce ballon à la trompe à eau aussi parfaitement que possible, puis on y laisse rentrer doucement, sans trace d'air, un demi-litre environ d'une solution d'hydrosulfite de soude récente[1]. Après avoir serré la pince, on relie le tube de caoutchouc au robinet du sac contenant le mélange gazeux, et on fait communiquer les deux récipients en ouvrant le robinet et en desserrant la pince (fig. 18). L'oxygène se précipite dans le ballon et on le fait absorber par l'hydrosulfite qui s'échauffe rapidement en imprimant au ballon un mouvement d'agitation continue.

---

1. Se prépare en faisant digérer pendant quinze à vingt minutes dans un bocal bouché et refroidi, qu'on agite de temps à autre, un litre de bisulfite de soude liquide à 30° Baumé, et 100gr de copeaux de zinc.

Le sac se vide peu à peu d'une façon complète ; quand ses parois sont complètement accolées et qu'on voit le tube de caoutchouc intermédiaire s'aplatir écrasé par la pression atmosphérique, on arrête l'agitation. On serre la pince et on ferme le robinet.

On adapte ensuite sur le caoutchouc du ballon B un tube à dégagement long d'au moins 80 centimètres, dont l'extrémité libre plonge

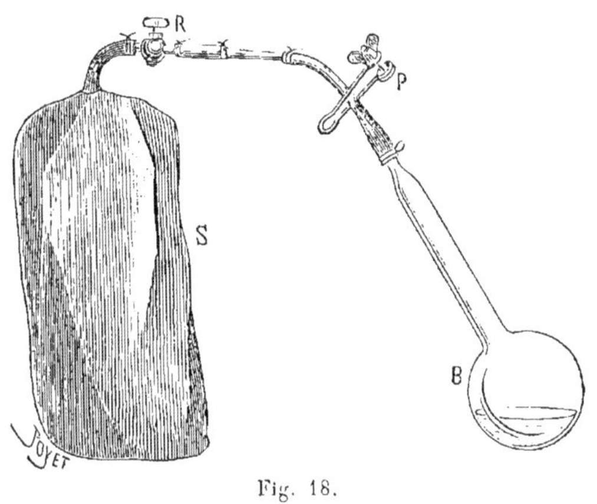

Fig. 18.

dans une petite cuve à mercure (fig. 19) et vient s'engager sous une éprouvette à robinet E, pleine de métal. Au-dessus de celle-ci, on dispose, renversé, un ballon à robinet de verre B, préalablement vidé d'air à la trompe, et on relie au moyen d'un bout de tube de caoutchouc épais les deux robinets r et r'.

Tous les caoutchoucs sont solidement ligaturés ; deux supports, S, S', maintiennent convenablement les diverses pièces de l'appareil.

Le ballon B est plongé dans un tube de chlorure de calcium en solution saturée et on fait passer dans l'éprouvette E dix à douze centimètres cubes de lessive de soude à 35° Baumé (couche G) (*lessive des savonniers*).

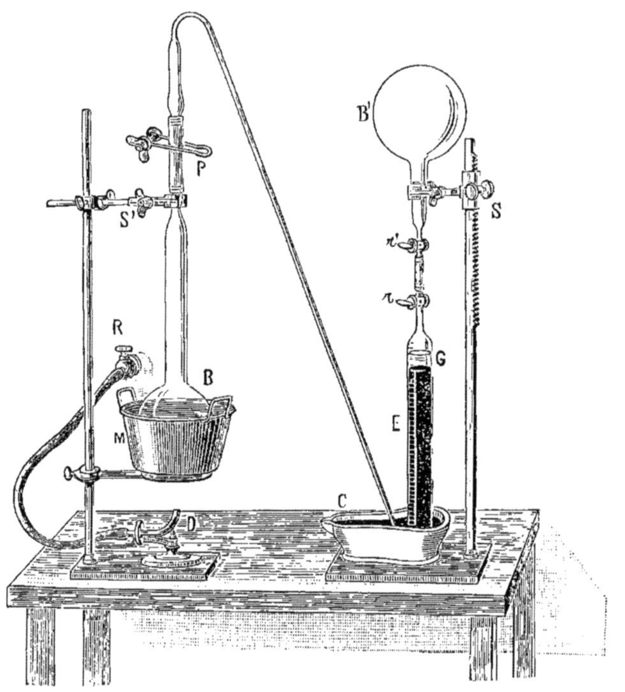

Fig. 19.

La pince P étant desserrée, le mercure monte dans le tube à dégagement à une hauteur variable. On porte alors à l'ébullition le liquide contenu dans le ballon B et on la maintient jusqu'à ce que tous les gaz aient été chassés dans l'éprouvette E. On les fait passer au fur et à mesure dans le ballon B', en ouvrant avec précaution les robinets r et r'.

L'ébullition du liquide s'accompagne souvent, vers la fin de l'opération, d'un dégagement de gaz acide sulfureux qui n'est pas nuisible et qui sert au contraire à balayer l'appareil des dernières traces d'oxyde de carbone. L'acide sulfureux est retenu par la lessive de soude.

Quand tout dégagement gazeux a cessé, on fait pénétrer en B' les dernières bulles restées dans l'éprouvette.

On doit s'assurer qu'après refroidissement le mercure remonte dans le tube à dégagement à une hauteur sensiblement égale à celle du baromètre.

Il ne reste plus qu'à procéder au dosage de l'oxyde de carbone maintenant renfermé en totalité dans le ballon B', en suivant à la lettre les indications données dans le paragraphe précédent.

Les analyses faites pour éprouver la valeur de ce procédé ont donné des résultats encore plus satisfaisants que ceux énoncés plus haut[1], ce qui tient à l'absence de l'oxygène et à ce que la dose du chlorure cuivreux a été augmentée légèrement, en même temps qu'on portait à

1. Voir p. 241 et suivantes.

trois cents au lieu de deux cents le nombre de secousses imprimées au ballon après l'introduction de chaque dose de réactif (1,500 secousses en tout pour chaque dosage).

On a mesuré $69^{cc}11$ d'oxyde de carbone pur[1] et on les a répartis dans 3 sacs de caoutchouc.

Le premier de ces sacs a reçu. .	56^{cc} 87 de CO	et 2 lit. 0
Le second.	8 07 de CO	et 4 lit. 0
Le troisième	4 17 de CO	et 4 lit. 0

Le dosage de l'oxyde de carbone dans ces trois sacs a été effectué conformément à la méthode ci-dessus décrite.

On a ainsi finalement obtenu trois échantillons de gaz.

Chacun de ces échantillons, renfermé dans une éprouvette distincte, a d'abord été mis en contact avec la potasse et avec la solution alcaline d'acide pyrogallique, puis mesuré, soumis à deux reprises à l'action du chlorure cuivreux acide et en dernier lieu mesuré après un dernier lavage à la potasse.

Les volumes d'oxyde de carbone ainsi obtenus ont été :

Pour le 1er sac de. .	56^{cc} 48	au lieu de	56 87	soit 99.3 0/0
Pour le 2e — . .	8 05	—	8 07	— 99.7 0/0
Pour le 3e — . .	4 19	—	4 17	— 100.05 0/0
En totalité. . . .	68 72	au lieu de	69 11	soit 99.4 0/0

1. Gaz mesuré sec à 0° et sous la pression de 760^{mm}.

CHAPITRE III.

Extraction en nature de l'oxyde de carbone fixé par le sang.

Nous avons vu plus haut que, d'après Zuntz, le vide suffisamment prolongé enlève au sang maintenu à 40° la totalité de l'oxyde de carbone qu'il renferme. Un courant d'oxygène, de bioxyde d'azote ou d'hydrogène produit à la longue le même effet.

Mais de tous les procédés connus, le plus simple, pour extraire le gaz toxique de ce liquide, a été indiqué par le docteur Lelorrain[1]. Ce procédé consiste à chauffer le sang vers 70 ou 80° avec l'acide sulfurique étendu et à recueillir les gaz dégagés.

M. Gréhant[2] a notablement perfectionné cette méthode en se servant pour l'extraction de la machine à mercure. De plus, pour écarter les craintes émises par Cl. Bernard concernant l'énergie de l'acide sulfurique[3], il a substitué,

---

1. Lelorrain, *Thèse de Strasbourg*, 1868.
2. Cl. Bernard, *Leçons sur les anesthésiques et sur l'asphyxie*, p. 432.
3. N. Gréhant, *Ann. d'hygiène*, 1879.

pour décomposer l'hémoglobine oxycarbonée, à cet acide minéral, d'abord un mélange d'acide acétique cristallisable et de sel marin, et, plus récemment, l'acide pyroligneux à 8°, employé sous un volume égal à celui du sang.

Mais sur quel degré de précision peut-on compter en employant ce mode d'analyse ? M. Gréhant ne le dit pas explicitement. Or j'avais d'autant plus besoin d'être renseigné à cet égard que certaines de mes expériences supposent l'entière exactitude de ce procédé. D'autre part, j'ai été conduit à substituer à l'acide acétique, qui donne un mélange gazeux odorant, une solution concentrée d'acide tartrique (eau distillée 100^{cc}, acide tartrique 100^{gr}) dont l'effet pouvait ne pas être aussi efficace.

C'est pour dissiper, à cet égard, toute incertitude que j'ai fait les essais suivants.

J'emploie maintenant, pour extraire les gaz du sang, un appareil un peu différent de celui que M. Gréhant a rendu classique[1] et se rapprochant beaucoup, quoique plus simple, de celui décrit par M. Ogier[2].

Entre la pompe à mercure M et le réfrigérant ascendant L, relié au ballon B, j'interpose (fig. 20) :

---

1. N. Gréhant, *Comptes rendus de la Société de Biologie,* 1869.

2. P. Brouardel et J. Ogier, *Le Laboratoire de toxicologie.* Paris, 1891.

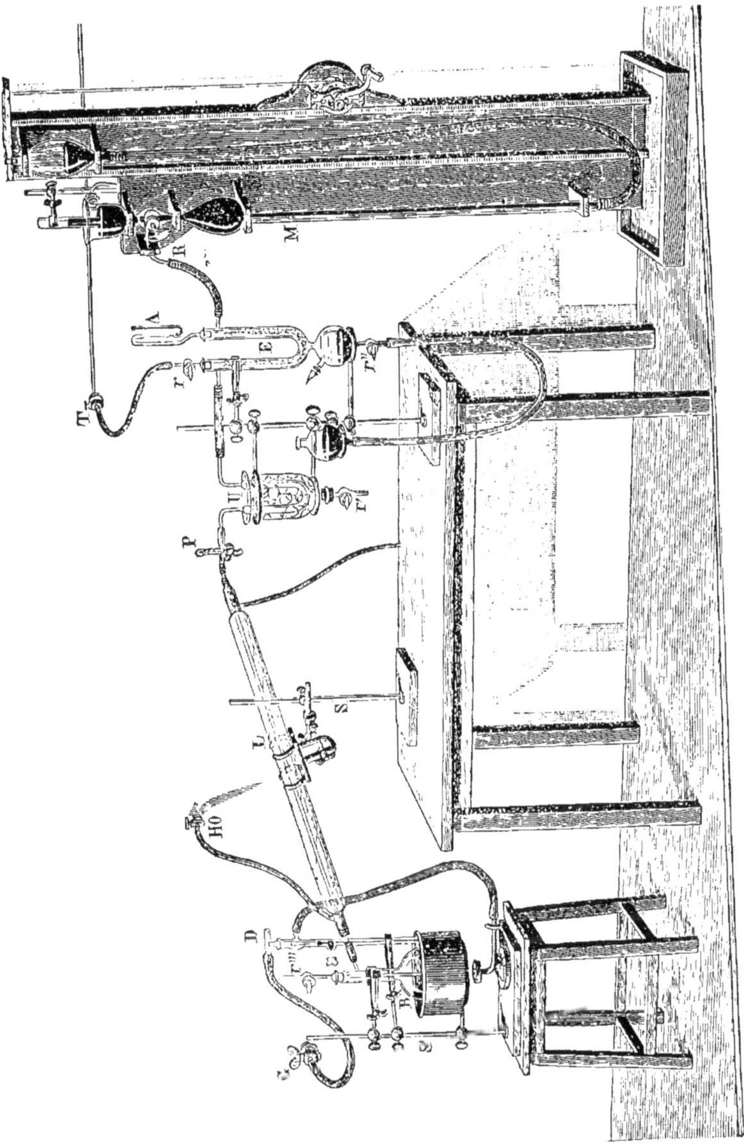

Fig. 20.

1° Un large tube U, entouré d'un mélange réfrigérant dans lequel se condense la majeure partie de la vapeur d'eau ;

2° Un dessiccateur E, plein de perles de verre, modèle de M. Dupré, avec réservoir inférieur d'acide, et ballon à mercure mobile, reliés entre eux par un caoutchouc épais très long. Cette disposition permet de mouiller fréquemment les perles avec l'acide sulfurique, *même au cours d'une opération et le vide existant dans l'appareil.*

Ce dessiccateur E porte sur l'une de ses branches un petit manomètre à mercure A et sur l'autre un robinet r, relié à la canalisation T, dans laquelle deux trompes à eau d'Alvergniat, accouplées, peuvent faire le vide approché.

Les manchons en caoutchouc et la cuve métallique formant fermeture hydraulique ont été supprimés ; ils deviennent inutiles quand l'appareil est bien monté, et qu'on prend la précaution de graisser avant chaque dosage les robinets et les rodages. Dans ces conditions le vide absolu peut se maintenir et le manomètre reste au 0° pendant des semaines entières.

On commence par faire dans l'appareil, au moyen de la trompe à eau, un vide approché qu'on achève ensuite en manœuvrant la pompe.

La température du bain-marie étant réglée à 55°, on fait passer, dans le récipient B, 40^{cc} du sang à analyser, exactement mesurés dans la pipette représentée fig. 13, p. 182. On a pris soin d'introduire préalablement dans le ballon quelques gouttes d'huile afin d'empêcher le liquide de mousser d'une façon gênante (A. Gautier). Sans perdre de temps et pour éviter toute consommation d'oxygène, on manœuvre la pompe et on épuise rapidement le sang de ses gaz ordinaires. Ce premier temps de l'opération ne doit pas se prolonger au delà de trois à quatre minutes ; la présence de l'oxyde de carbone, du reste, ainsi que nous le verrons plus loin, empêche ou tout au moins atténue, au point de la rendre insensible, la consommation de l'oxygène par le sang dans ce court laps de temps.

On serre alors la pince P et l'on introduit en B 40^{cc} d'une solution saturée à froid d'acide tartrique ; le mélange ainsi obtenu est soumis à l'ébullition pendant une vingtaine de minutes. On porte, à cet effet, la température du bain-marie à 65° environ ; rien ne sert de monter jusqu'à 100° comme le conseillent quelques auteurs. Car le point d'ébullition du contenu du ballon récipient se trouve fixé par des lois physiques bien connues et ne peut dépasser en général 50° à 55°.

Pour terminer l'opération, on desserre la pince P et on réunit, en manœuvrant la pompe, l'oxyde de carbone aux gaz précédemment dégagés.

Le mélange gazeux ainsi obtenu est inodore

et complètement exempt d'eau liquide, dont la présence est gênante et nuit à l'exactitude des dosages.

On procède finalement à son analyse, après l'avoir fait passer dans un tube divisé sur la cuve de Doyère, en absorbant successivement, à l'aide d'une série de pipettes de Salet, chargées des réactifs convenables, d'abord l'acide carbonique par la potasse, puis l'oxygène par une solution alcaline d'acide pyrogallique et, en dernier lieu, l'oxyde de carbone par la solution acide de chlorure cuivreux[1].

Le résidu étant constitué par une bulle d'azote, le dosage de l'oxyde de carbone par absorption est très exact dans ce cas particulier.

Si on n'a en vue que le dosage de l'oxyde de carbone, on peut simplifier l'opération en faisant pénétrer coup sur coup dans le récipient le sang et la solution d'acide tartrique ; toutefois, avec cette manière d'opérer, l'oxygène est consommé en partie et son dosage n'est plus possible.

Il est encore plus simple d'employer, pour ce dosage unique de l'oxyde de carbone, l'appareil que nous avons décrit et représenté fig. 15, page 235. Mais au lieu d'un cylindre de potasse on introduira dans le tube du réfrigérant, au

1. L'action de ce dernier réactif doit être répétée deux fois.

voisinage de l'entonnoir, quelques fragments de chlorure de calcium fondu.

Voici maintenant la relation des essais faits en vue d'apprécier le degré d'exactitude du procédé d'extraction de l'oxyde de carbone fixé dans le sang par décomposition de l'hémoglobine au moyen de la solution saturée d'acide tartrique.

On a employé l'oxyde de carbone contenu dans un petit gazomètre à mercure (fig. 16, p. 240), dont l'analyse eudiométrique a fourni les résultats ci-dessous :

Volume du gaz prélevé.	7^{cc} 82
Après l'addition d'oxygène. . . .	28 64
Après l'explosion.	24 81
Après l'action de la potasse. . . .	17 11

Donc 7^{cc} 82 ont fourni en acide carbonique
7 70 correspondant au même volume de CO, avec une contraction de
3 83 sensiblement égale à la moitié de ce volume

Le gaz renferme donc $\frac{7,70}{7,82} \times 100 = 98,2$ 0/0 de CO pur.

I. Dans le réservoir R à deux robinets de la pipette à sang, on a préparé un mélange de sang et d'oxyde de carbone en proportions connues. A cet effet, on a joint au tube qui surmonte le robinet 1, par l'intermédiaire d'un caoutchouc épais long de 15 à 20 centimètres, le tube recourbé représenté en A (fig. 21).

Puis, dans un petit tube divisé, on a prélevé du gaz ci-dessus analysé :

10cc 17 mesurés à 24° sous la pression de 761mm
Soit 8 88 de CO pur à 0 — 760

La boule R, le tube A, ainsi que le caoutchouc qui les réunit ayant été remplis de mercure, on a introduit par-dessous le métal et on a fait pénétrer jusqu'au sommet du tube divisé la

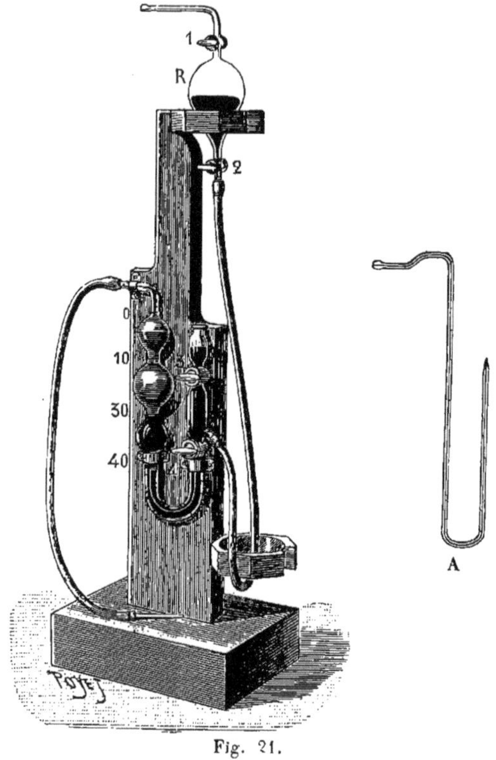

Fig. 21.

pointe de la branche libre du syphon A, et par la manœuvre habituelle on a aspiré tout le gaz dans la boule R.

On a fermé à ce moment le robinet 1, et détaché le tube A, puis on a ajouté à l'oxyde de carbone 40cc de sang défibriné. A l'aide d'une agitation suffisamment prolongée, on a favorisé l'absorption du gaz toxique par le sang.

Fixant ensuite le caoutchouc sur le robinet qui surmonte le ballon B (fig. 15, p. 235), on a aspiré dans l'appareil préalablement soumis au vide absolu les gaz surnageant le sang et le sang lui-même ; on a lavé la boule avec 40cc de solution concentrée d'acide tartrique, qu'on a réuni au sang dans le récipient B, et portant le mélange liquide à l'ébullition, on a procédé, suivant la marche indiquée au chapitre II, à l'extraction des gaz.

Le mélange ainsi obtenu a été soumis sans mesure préalable à l'action du pyrogallate de potasse et transvasé ensuite dans un tube divisé.

Voici les résultats de l'analyse du résidu :

Volume du gaz (Az + CO)	11cc 64
Après l'action du chlorure cuivreux.	1 86
Oxyde de carbone	9 77
mesuré à 22° et sous la pression de 765mm1	
soit à 0 — 760	8cc 86

On a donc trouvé

$$\frac{8,86}{8,88} \times 100 = 99,77\ 0/0$$

du gaz mis en expérience.

II. En suivant identiquement la même marche, on a mesuré 5cc33 de CO pur à 0° et sous la pression de 760^{mm}, qu'on a agités dans le réservoir R avec 40^{cc} de sang défibriné et on a fait passer le tout dans l'appareil à extraction, ainsi que 40^{cc} de solution saturée d'acide tartrique.

On a retrouvé 5^{cc}29 d'oxyde de carbone pur et sec également mesurés à 0° et sous la pression de 760^{mm},

soit 99,22 0/0.

Le procédé direct que nous venons de décrire, en le modifiant légèrement, donne donc des résultats très exacts. Il n'était point superflu de s'en assurer, car nous aurons plus bas à le mettre en parallèle avec le procédé par différence, auquel M. Gréhant donne la préférence, qui lui a servi de base à de nombreuses recherches et qui est loin, ainsi que nous le verrons, de présenter les mêmes garanties.

CHAPITRE IV.

Examen spectroscopique et spectrophotométrique du sang oxycarboné.

J'ai repris les essais de Cl. Bernard et de E. Kreiss[1], sur la sensibilité de la réaction de Stokes.

Le premier fait que j'aie observé, c'est qu'il est beaucoup plus difficile qu'on ne le croit généralement de saturer d'oxyde de carbone le sang défibriné de chien ou de lapin.

Les exemples suivants le prouveront :

1. A un chien vigoureux j'ai tiré 100^{cc} de sang qui ont été immédiatement défibrinés et introduits dans un ballon à robinet de 1,200^{cc} rempli d'oxyde de carbone titrant 80 0/0. Le mélange a été abandonné jusqu'au lendemain, mais à dix reprises différentes on a imprimé au ballon des mouvements giratoires prolongés pour renouveler les surfaces de contact.

Avant de faire servir ce sang, que je croyais complètement oxycarboné, aux expériences que j'avais en vue, j'ai procédé à l'extraction et à

1. Voir pages 224 et 225.

l'analyse des gaz qu'il renfermait. L'oxyde de carbone a été dégagé en ajoutant au sang épuisé de ses autres gaz son volume d'acide acétique à 8°. Voici les résultats obtenus, rapportés à 100cc de sang, les gaz étant mesurés secs à 0° et à 760mm :

CO^2	25 71
CO	14 82
O	3 51
Az.	2 33
	46 37

Ce sang ne renfermait donc, à l'état oxycarboné, que les quatre cinquièmes de son hémoglobine, contre un cinquième à l'état oxygéné. On peut objecter, il est vrai, que l'oxyde de carbone n'était pas suffisamment pur et que l'agitation n'avait pas été assez énergique.

II. Dans un ballon sphérique à long col de 500cc, construit sur le modèle des ballons décrits par Chancel pour prendre la densité des gaz, j'ai introduit 60cc de sang de chien frais et défibriné ; le vide ayant été fait à la trompe à eau, j'y ai laissé rentrer de l'oxyde de carbone titrant 98,2 0/0 de gaz pur.

J'ai imprimé ensuite au ballon, non plus un mouvement giratoire, mais trois cents secousses vigoureuses. Après quoi le vide a été fait de nouveau, opération qui ne pouvait faire perdre au sang une trace sensible du gaz toxique déjà absorbé, et j'ai laissé rentrer une seconde fois de l'oxyde de carbone. Enfin, après deux cents nouvelles secousses, le ballon a été retourné afin de permettre au sang de se rassembler dans son col, et ce dernier a été plongé dans l'eau glacée (fig. 21) ; au bout de dix à quinze minutes, les bulles de gaz en suspension dans le liquide sanguin étant remontées à sa surface, j'ai soutiré 40^{cc} de sang qui ont été poussés dans le réci-

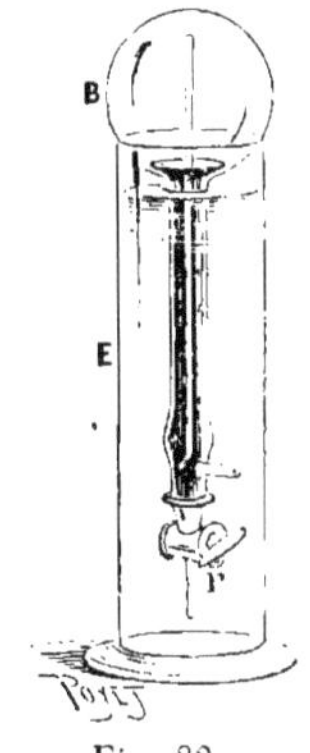

Fig. 22.

pient de la pompe à mercure, épuisés une première fois, additionnés de leur volume d'une solution concentrée d'acide tartrique, et épuisés à nouveau.

Finalement, j'ai obtenu pour 100^{cc} de sang :

Gaz secs à 0° et à 760^{mm}		
CO^2.	25	12
CO	23	89
O	0	03
Az.	1	92
	50	96

Cette fois, la substitution de l'oxyde de carbone à l'oxygène est sensiblement complète.

C'est avec le sang ainsi obtenu, et un autre échantillon du même sang défibriné mis en réserve sans avoir été soumis à l'action de l'oxyde de carbone, qu'ont été exécutés les essais suivants :

J'ai préparé deux dilutions sanguines au quarantième, renfermant chacune pour 200^{cc} de liquide total, la première 5^{cc} de sang oxycarboné, la seconde 5^{cc} de sang ordinaire. J'emploie, pour diluer le sang, de l'eau distillée, additionnée d'un millième de carbonate de soude cristallisé.

Les solutions ainsi obtenues ont été filtrées et, à l'aide de pipettes étroites divisées, j'en ai composé des mélanges à des titres différents qui ont été, après réduction, examinés au spectroscope dans une petite cuve fermée, complètement remplie, à glaces parallèles sous une épaisseur constante d'un centimètre.

Je me sers à cet effet d'un spectrophotomètre à transformations multiples, construit sur mes indications par A. Kruss, et qui peut servir également de spectroscope, fig. 23 (voir, dans l'appendice, sa description détaillée).

Je donne à la fente une largeur constante de $0^{mm}05$; la source de lumière est constituée par un bec Auër de Welsbach entouré d'une cheminée noircie, dont une lentille biconvexe transforme les rayons en un faisceau parallèle. J'in-

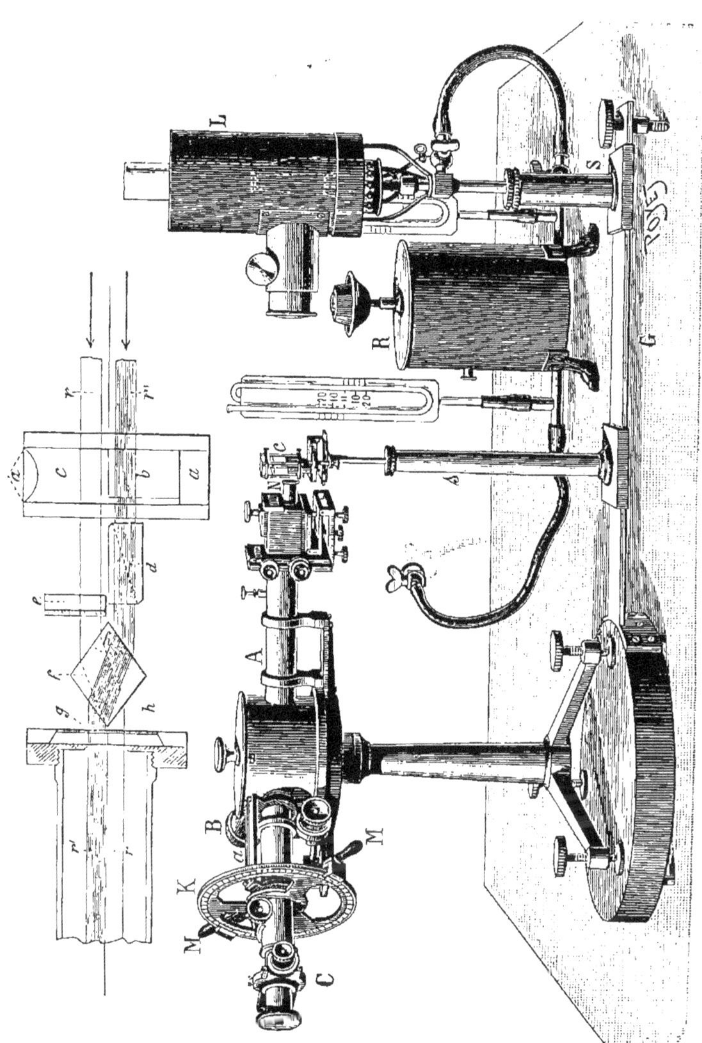

Fig. 23.

siste sur tous ces détails, car on ne peut comparer que des expériences faites dans des conditions identiques.

Comme liquide réducteur, j'emploie exclusivement une solution d'hydrosulfite de soude préparée selon les indications de M. Schutzenberger, additionnée de carbonate de soude et filtrée, capable d'absorber deux ou trois fois son volume d'oxygène[1].

On en verse une goutte par centimètre cube de dilution sanguine au quarantième. La réduction est instantanée et ne s'accompagne d'aucune altération de l'hémoglobine. C'est le seul réactif qui me paraisse mettre à l'abri de toute cause d'erreur ; malheureusement, il ne se conserve que quelques jours, et encore à la condition de le maintenir constamment dans une armoire-glacière.

Le tableau ci-dessous indique les résultats obtenus dans l'examen de neuf solutions à des titres différents.

---

1. Voici comment on prépare ce liquide réducteur :

On mélange, dans un flacon de 250^{gr}, 50^{gr} de bisulfite de soude liquide à 30° Baumé, 200^{gr} d'eau et 5 à 6^{gr} de gris de zinc. On agite en refroidissant et on filtre au bout d'une demi-heure. On ajoute 35^{gr} d'un lait de chaux au cinquième (chaux vive 100^{gr}, eau 500), on agite deux minutes et on filtre. Le liquide filtré est additionné de 15^{cc} d'une solution de carbonate de soude au dixième, mis au frais et filtré une dernière fois. On le partage entre plusieurs petits flacons qu'on remplit entièrement, qu'on bouche hermétiquement et que l'on conserve dans une glacière.

	Composition des dilutions sanguines.		ASPECT DES SPECTRES	
	Sang O	Sang CO		
1	8cc0	2cc0	Bande noire continue	à bords légèrement estompés.
2	7 8	2 2	Id.	à bords un peu moins estompés.
3	7 6	2 4	Le milieu de la bande s'éclaircit un peu	à bords de moins en moins estompés.
4	7 4	2 6	L'espace clair central devient visible	à bords à peine estompés.
5	7 2	2 8	L'espace clair central devient manifeste	Id.
6	7 0	3 0	L'espace clair central devient très marqué	Id.
7	6 8	3 2	Id.	Id.
8	6 6	3 4	Id.	Id.
9	6 4	3 6	Id.	Id.

En opérant de la sorte[1], il faut donc de 24 à 26 pour cent de sang oxycarboné, soit un quart, pour que la réduction ne paraisse pas complète. J'ai rappelé plus haut que, d'après Cl. Bernard, il en faut un tiers, et d'après M. E. Kreiss, qui a certainement opéré dans de très mauvaises conditions, près de la moitié[2].

1. La sensibilité est un peu plus grande, comme je l'ai reconnu depuis, en employant une dilution sanguine à 1/50 ou 1/60.

2. Dans un article paru tout récemment (*Agenda du Chimiste* pour 1892) M. J. Ogier évalue à un dixième la quantité de sang oxycarboné suffisante pour reconnaître, au spectroscope, la présence de l'oxyde de carbone dans le sang. J'ignore sur quelles expériences personnelles ou autres ce chimiste peut appuyer cette affirmation, que je crois beaucoup trop optimiste.

Voici maintenant les résultats de l'examen spectrophotométrique de six dilutions sanguines à 1 0/0, à des titres différents, exécutés avec le même appareil monté en spectrophotomètre de Hufner (modèle de 1889) :

	Composition des dilutions sanguines.		Rotation du nicol		Richesse trouvée en hémoglobine oxycarbonée
	Sang O	Sang CO	Rég. λ(546-534)	Rég. λ(566-552)	
1	100	0	76° 30′	66° 24′	0 0/0
2	90	10	76° 30′	67° 6′	10,5 0/0
3	80	20	76° 30′	67° 48′	22 0/0
4	60	40	76° 30′	69°	42 0/0
5	20	80	76° 30′	71° 24′	80,7 0/0
6	0	100	76° 30′	72° 18′	100 0/0

Je dois dire que le tableau ci-dessus représente une série heureuse et que l'erreur atteint fréquemment 5 à 6 0/0.

Ainsi que je l'ai dit plus haut, le sang était analysé sous une concentration constante de 1 0/0 (un volume de sang pour 99 volumes d'eau), dans l'appareil connu sous le nom de cuve de Schlutze (fig. 23.)

Cette cuve consiste en deux lames de glace serrées contre un bloc de verre creux d'une épaisseur de 11^{mm}. La moitié inférieure de l'espace vide reçoit un petit parallélipipède en flint, d'une épaisseur de 10 millimètres, dont les faces placées sur le trajet des rayons lumineux sont polies.

Le spectrophotomètre employé est celui de Hufner (modèle de 1889), fig. 23[1].

Il est indispensable, pour avoir une source lumineuse d'intensité constante, d'interposer entre la lampe Auër et le robinet qui l'alimente un régulateur R, débitant le gaz sous une pression de 50 à 52^{mm} d'eau (celui de Moitessier convient parfaitement).

On voit que le dosage spectrophotométrique de l'hémoglobine oxycarbonée peut donner

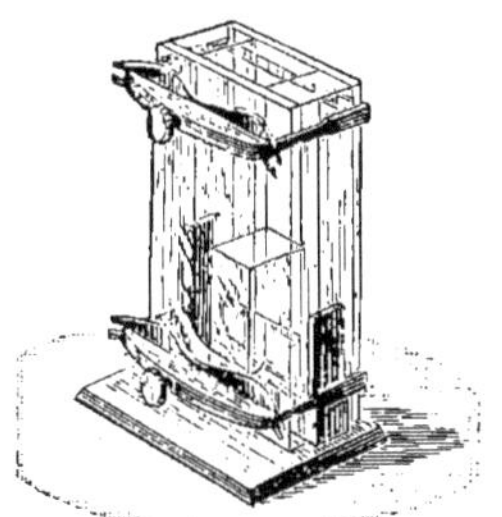

Fig. 24. — Cuve de Schlutze.

parfois des résultats assez exacts, alors que la réaction de Stokes fait complètement défaut. Mais il ne faut pas oublier que ce mode d'analyse quantitative est exclusivement basé sur une donnée numérique qui pourrait être faussée et conduire, par suite, à des conclusions erronées, dans des conditions échappant parfois à l'expérimentateur, notamment dans le cas de

1. Hufner, *Sur un nouveau Spectrophotomètre,* Zeitschrift für Physikalische Chimie, t. III, p. 6. Leipzig, 1889.

l'altération de l'hémoglobine et surtout de la production d'une certaine quantité de méthémoglobine.

Il est donc prudent de ne lui attribuer de valeur que si l'on a, au préalable, constaté la présence de l'oxyde de carbone au moyen de la réaction de Stokes. Aussi, j'ai cherché à donner à cette réaction une sensibilité beaucoup plus grande en concentrant dans un petit échantillon de sang tout l'oxyde de carbone contenu dans un volume cent fois plus grand de ce liquide.

Une tentative de ce genre a déjà été faite par MM. Bertin-Sans et Moitessier[1]. Ces expérimentateurs ne me semblent pas toutefois avoir fait faire un grand progrès à la question, car il leur faut 400^{cc} de sang pour y déceler un quinzième de sang oxycarboné.

J'ai adopté un procédé infiniment plus sensible, qui me permet de caractériser d'abord au spectroscope, puis de doser ensuite approximativement au spectrophotomètre, l'hémoglobine oxycarbonée contenue dans dix centimètres cubes de sang, alors même que ce liquide n'en renferme sous cette forme que 1/100 de sa quantité totale.

Le sang, qui peut être obtenu en quantité suffisante au moyen d'une ventouse, est rapide-

1. Bertin-Sans et Moitessier, *Comptes rendus de l'Académie des Sciences,* 1891.

ment poussé dans le récipient de l'appareil que j'ai précédemment décrit pour le dosage de petites quantités d'oxyde de carbone[1], le vide absolu ayant été fait au préalable, bien entendu, dans tout l'appareil. On l'additionne de son volume d'une solution saturée d'acide tartrique, et

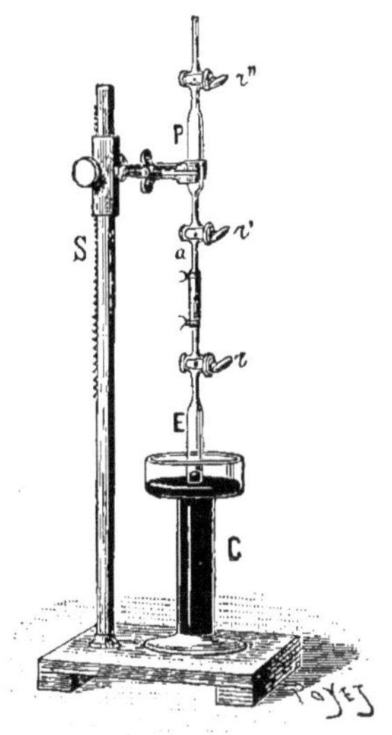

Fig. 25.

on procède, suivant la marche décrite, à l'extraction des gaz dégagés.

Pour les recueillir on remplace l'éprouvette A par une petite éprouvette à robinet E, du modèle représenté ci-contre (fig. 25). A la fin de

1. L. de Saint-Martin, *Comptes rendus de l'Académie des Sciences* (2 mai 1892). (Voir Chap. III, Liv. III.)

l'opération on fait passer dans le ballon un à deux centimètres cubes d'une solution de bicarbonate de soude à 1 0/0. L'acide carbonique dégagé est aspiré par la trompe et entraîne avec lui les dernières traces de gaz renfermées dans le sang.

Au moyen de pipettes recourbées on fait ensuite passer dans l'éprouvette d'abord deux gouttes d'une lessive de potasse, puis, après agitation convenable, quatre à cinq gouttes d'une solution concentrée d'hydrosulfite de soude. L'acide carbonique et l'oxygène se trouvent ainsi absorbés, et le volume restant de gaz se trouve réduit à une bulle de $0^{cc}5$ à 1^{cc} au plus (mélange de Az et de CO).

Il est encore préférable de faire agir séparément les deux réactifs introduits chacun, en quantité voulue, dans une pipette de Salet.

On adapte alors sur l'éprouvette E, au moyen d'un tube de caoutchouc épais, soigneusement ligaturé, la petite pipette à deux robinets P, de 4 à 5^{cc}, dans laquelle on a fait le vide absolu; les tubes capillaires, de r en r', sont remplis d'eau distillée bouillie, ainsi que le tube qui surmonte r''.

Il s'agit maintenant de faire passer en P la bulle gazeuse restée en E, ce qui s'obtient par un simple jeu des robinets r, r'; mais on doit procéder avec précaution, en gouvernant cette opération au moyen du robinet r, que l'on ferme dès que le mélange de réactifs ou le mercure vient affleurer en *a*.

Tous les robinets étant fermés, on sépare de l'éprouvette E la pipette P, dans laquelle on aspire par le robinet r'', grâce à la faible pression qui y règne encore, la dilution sanguine destinée à absorber les traces d'oxyde de carbone qui peuvent être contenues dans le résidu gazeux.

Cette dilution se prépare en étendant de 4 à 5^{cc} d'eau $0^{cc}1$ du sang mis en expérience, ou de sang de chien frais et défibriné. L'hémoglobine doit y exister à l'état réduit, ce qui s'obtient en soumettant alternativement à trois ou quatre reprises la solution ainsi préparée, chauffée à 38°, à l'action du vide et d'un courant d'hydrogène[1]. On prend en outre le soin de la faire pénétrer dans la pipette sans qu'elle puisse subir le contact de l'air. Dans ces conditions, elle présente un pouvoir absorbant maximum pour l'oxyde de carbone.

Le robinet r'' est fermé dès que deux ou trois centimètres cubes de la dilution sanguine ont pénétré dans la pipette, et on agite vigoureusement cette dernière, en la plaçant de temps en temps devant la fente du spectroscope, pour

1. Quand on ne veut procéder qu'à un simple examen spectroscopique du sang, on peut réduire simplement la dilution sanguine par addition d'une trace de sulfure ammonique.

suivre les progrès de l'absorption de l'oxyde de carbone, si tant est qu'il en existe dans le sang soumis à l'essai.

Quand le résultat obtenu est positif, on fait deux parts de la liqueur colorée : 1° on verse une goutte d'hydrosulfite dans un centimètre cube de la solution sanguine et on examine simplement au spectroscope ce premier échantillon dans une petite cuve pleine et close de cette capacité ; 2° on étend 2^{cc} du même liquide avec 3^{cc} d'eau distillée bien aérée, et ce second échantillon est soumis aux mesures spectrophotométriques. Le résultat ne peut être qu'approximatif.

J'ai appliqué ce procédé de recherche de l'oxyde de carbone à six échantillons de 10^{cc} chacun de sang de chien ou de lapin. Chaque série de trois échantillons par espèce de sang correspondait à trois degrés de dilution, savoir 1/25, 1/50 et 1/100 de sang oxycarboné, le reste étant constitué par du sang normal. La réaction spectroscopique de l'oxyde de carbone a *été très nette et également nette* dans les six cas, et, sans en avoir fait l'essai, je suis persuadé qu'on pourrait aller plus loin et reconnaître dans le sang, en suivant la marche indiquée, une quantité d'hémoglobine oxycarbonée bien inférieure à 1/100.

CHAPITRE V.

Destruction partielle en vase clos de l'hémoglobine oxycarbonée en présence de l'oxyhémoglobine.

Je rapporterai maintenant un certain nombre d'expériences faites *in vitro* sur du sang de chien défibriné. Elles consistent à abandonner, durant un temps déterminé, dans une étuve rigoureusement réglée à 38°, des mélanges de sang normal et de sang oxycarboné renfermés en vase clos à l'abri de l'air. Ces mélanges contiennent une proportion connue d'oxyhémoglobine et par conséquent d'oxygène disponible.

On sait depuis longtemps que, dans ces conditions, le sang normal perd peu à peu son oxygène, en prenant la couleur foncée du sang veineux. En particulier, le sang de chien défibriné maintenu à cette température subit à l'heure une déperdition en oxygène de 30 à 40^{cc} par litre[1]. On sait aussi[2] que la présence de l'oxyde de carbone entrave les oxydations intra-san-

---

1. P. Schutzenberger, *Comptes rendus, Académie des Sciences,* 6 août 1874.
2. Cl. Bernard, *Physiologie opératoire,* p. 447.

guines. Il m'a donc paru intéressant de mesurer exactement le retard apporté à ces oxydations et de rechercher si elles ne seraient pas accompagnées à la longue d'une diminution de l'oxyde de carbone contenu dans le sang partiellement intoxiqué.

Voici comment il convient d'opérer :

On tire à un chien vigoureux un volume notable de sang qui est immédiatement défibriné et divisé en deux parts de 100^{cc} environ[1]. Chacune d'elles est introduite dans un flacon de 5 à 600^{cc}, dont le bouchon creux et rodé est surmonté d'un robinet de verre (fig. 26).

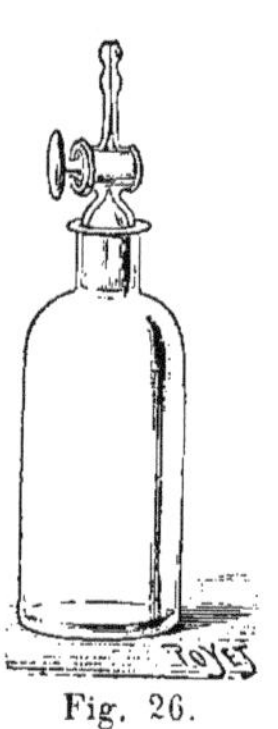

Fig. 26.

On fixe ensuite successivement chacun d'eux, en commençant par celui qui renferme le mélange de sang et d'oxyde de carbone, sur un plateau de zinc horizontal P, auquel une petite

1. Le sang de chien défibriné peut être conservé plusieurs semaines avec sa couleur rutilante à la température de 0°.

turbine à eau T communique un mouvement de rotation assez rapide (80 à 100 tours par minute) autour de son axe vertical (fig. 27). La saturation du sang par l'un ou l'autre gaz se fait assez promptement, mais, pour plus de sûreté, on laisse la turbine marcher pendant une heure pour chaque opération.

Cela fait, on prélève dans chaque flacon, avec des pipettes jaugées, les quantités de sang nécessaires pour faire dans les proportions voulues le mélange des deux espèces de sang.

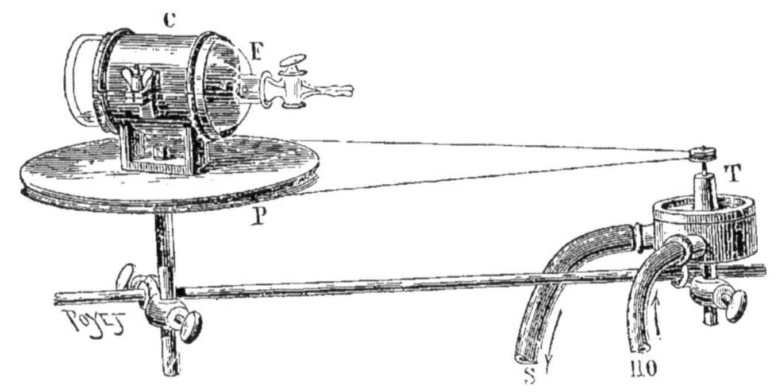

Fig. 27.

Puis, une fois le mélange bien opéré par agitation avec une baguette de verre, on en prélève plusieurs échantillons de 45[cc]. Chaque échantillon est introduit dans un ballon de 50[cc], de la forme ci-contre, préalablement rempli de mercure et renversé sur la cuve. Le petit ballon est transporté, comme une éprouvette à gaz, sur un vase à précipité plein de mercure (fig. 28), et tout le système est mis dans une étuve rigoureusement réglée à 38° centigrades.

Rien ne vaut pour cet usage l'excellente étuve de M. d'Arsonval, construite par Adnet. A son défaut, on peut se servir d'une étuve à eau de Gay-Lussac, dont on règle la température par le passage successif du gaz, qui se rend au brûleur à travers deux régulateurs, le premier de pression (système de M. Moitessier), le second de Chancel.

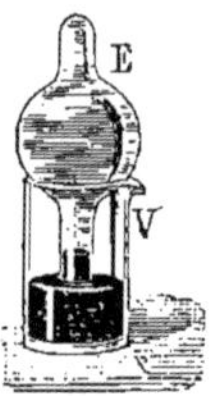

Fig. 28.

Au même moment on prend, au moyen de la pipette à sang (fig. 13, p. 182), 40^{cc} du même mélange sanguin, qu'on fait immédiatement passer dans l'appareil à extraction des gaz du sang (fig. 20, p. 253).

Quand les échantillons de sang portés à l'étuve y ont séjourné le temps voulu, on les analyse de la même façon, en faisant toujours porter l'opération sur 40^{cc} de sang. Pour cela, on transporte le petit ballon sur une cuve à mercure, on remplace la canule de la pipette à sang par un tube de verre capillaire (fig. 21, p. 258). La pipette, le caoutchouc et ce tube recourbé étant pleins de mercure, on fait pénétrer ce dernier sous le mercure, puis dans le ballon, de manière que la pointe remonte jusqu'au sommet. Par aspiration, on prélève juste 40^{cc} de sang, sans le mettre en contact avec l'air, et on les fait passer dans le récipient de l'appareil à extraction, en observant la même précaution.

J'ai fait de la sorte quatre séries d'expériences dont voici les résultats numériques :

a. — Sang fortement oxycarboné (21 août 1889).

Gaz secs mesurés à 0° et sous 760^{mm} de pression contenus dans 100^{cc} de sang.

	Immédiatement après le mélange.	Après 30 heures de séjour à l'étuve à 38°.
CO^2	22^{cc} 24	24^{cc} 72
O	3 48	0 46
CO	13 76	12 78
Az.	2 62	2 80
	42 10	40 76

b. — Mélange à parties égales du sang précédent et de sang oxygéné.

Gaz secs mesurés à 0° et à 760^{mm} contenus dans 100^{cc} de sang.

	Analyse immédiate.	Après 30 h. à l'étuve à 38°.
CO^2	23^{cc} 77	33^{cc} 10
O	11 00	0 11
CO	6 39	5 60
Az.	2 43	2 68
	43 59	41 49

c. — Mélange d'un tiers environ de sang oxycarboné et de deux tiers de sang oxygéné (15 avril 1891).

Gaz secs à 0° et sous la pression 760^{mm} contenus dans 100^{cc} de sang.

	Analyse immédiate.	Après 10 h. de séjour à l'étuve à 38°.	Après 36 h. d'étuve.
CO^2	28^{cc} 18	30^{cc} 73	45^{cc} 56
O	13 05	7 35	0 27
CO	4 67	3 72	2 62
Az.	2 05	2 29	2 07
	47 95	44 09	50 52

d. — Mélange d'un quart de sang oxycarboné avec trois quarts de sang oxygéné (8 mai 1891).

Gaz secs à 0° et à 760^{mm} contenus dans 100^{cc} de sang.

	Analyse immédiate.	Après 9 heures d'étuve à 38°.	Après 18 heures d'étuve à 38°.	Après 36 heures d'étuve à 38°.
CO^2	34^{cc} 11	37^{cc} 05	51^{cc} 79	62^{cc} 50
O	13 89	9 24	4 90	0 38
CO	2 54	1 40	1 25	1 15
Az.	2 25	2 25	2 05	2 30
	52 79	49 94	59 99	66 33

Il ressort de la façon la plus nette de ces analyses multiples que, constamment, *dans un mélange de sang oxycarboné et de sang oxygéné maintenu longtemps à l'étuve et à 38°, à l'abri du contact de l'air, une certaine quantité d'oxyde de carbone finit par disparaître*, très vraisemblablement en se transformant en acide carbonique.

Je dis que cette transformation est vraisemblable, mais il n'est pas possible d'en déduire la preuve de l'examen des chiffres de l'acide carbonique produit. On sait en effet que la consommation de l'oxygène et la production de l'acide carbonique, chez les êtres vivants, sont deux phénomènes indépendants, bien que concomitants. Depuis longtemps Spallanzani[1] en a fait la preuve, en démontrant que des grenouilles, plongées dans l'hydrogène pur, peuvent vivre encore plusieurs jours en dégageant de l'acide carbonique. De même, dans les expériences ci-dessus relatées, on voit le sang issu des vaisseaux produire une quantité d'acide carbonique infiniment supérieure à celle de l'oxygène consommé ; ce n'est que durant les premières heures qu'en apparence les deux phénomènes semblent marcher parallèlement ; mais ensuite la production de l'acide carbonique est tout aussi abondante, bien que l'oxygène ait déjà presque entièrement disparu. Donc, je le répète, il est impossible de rien conclure des chiffres fournis par les analyses.

L'oxyde de carbone ne se transformerait-il pas en acide formique, sous l'influence de l'alcalinité du sang, conformément à la réaction classique découverte par M. Berthelot[2] ?

---

1. Spallanzani, *Mémoires sur la respiration,* trad. Sennebier. Genève, 1803.

2. M. Berthelot, *Annales de physique et de chimie* (3), t. 45, p. 479.

Claude Bernard, qui s'est posé cette question[1], la résout dans le sens de la négative. J'ajouterai, à l'appui de son opinion, que le sang très faiblement alcalin au sortir de la veine ne tarde pas à devenir neutre, puis légèrement acide. Or, on sait que la transformation de l'oxyde de carbone en acide formique ne saurait avoir lieu qu'en un milieu alcalin.

Cette hypothèse écartée, on ne peut plus admettre, pour expliquer la disparition d'une partie de l'oxyde de carbone, que sa transformation en acide carbonique ; mais on arrive à cette conclusion, non directement, mais par voie d'élimination.

J'ai reproduit plus haut un passage du mémoire de Donders[2] dans lequel il déclare n'avoir pu recueillir aucune trace d'acide carbonique en chassant, du sang chauffé à 38°, l'oxyde de carbone par un courant d'air ou d'oxygène.

Cette expérience n'est nullement en contradiction avec les miennes, car elle n'a duré qu'une heure, temps absolument insuffisant pour que la destruction de l'oxyde de carbone devienne sensible à nos moyens d'investigation. Il suffit, pour cela, de jeter les yeux sur le tableau de mes analyses ; on verra que dans les conditions les plus favorables, il ne disparaît en une heure

1. Cl. Bernard, *Leçons sur l'anesthésie et l'asphyxie,* p. 459
2. Donders, *Pfluger's Arch.,* t. V, p. 20, 1872.

que $0^{cc}1$ environ d'oxyde de carbone pour 100^{cc} de sang. Or, il serait certainement impossible de déceler, par les procédés les plus délicats de l'analyse chimique, un aussi faible volume d'acide carbonique dilué dans le volume d'air plus ou moins considérable ayant barboté dans le sang.

Claude Bernard avait beaucoup insisté sur l'inaltérabilité du sang renfermant de l'oxyde de carbone[1]. On voit que cette inaltérabilité n'est pas absolue ; la consommation de l'oxygène et la production de l'acide carbonique sont seulement notablement ralenties. En particulier, tandis que, d'après M. Schutzenberger, le sang normal conservé à l'étuve à 38° perd par heure 3 ou 4^{cc} de son oxygène[2], cette déperdition ne dépasse pas $0^{cc}52$ à $0^{cc}57$ par heure, toutes conditions égales, d'ailleurs, dans le sang oxycarboné même faiblement.

---

1. Cl. Bernard, *Leçons sur les anesthésies et l'asphyxie*, p. 423.

2. P. Schutzenberger, *Comptes rendus*, 6 avril 1874.

CHAPITRE VI.

Partage de l'hémoglobine entre l'oxygène et l'oxyde de carbone.

Depuis les beaux travaux de Cl. Bernard on enseignait que l'oxyde de carbone déplace, *volume à volume*, l'oxygène combiné avec l'hémoglobine, et de plus, pour employer le langage usité en mécanique chimique, on croyait généralement qu'il y a déplacement total du second de ces gaz par le premier.

L'illustre physiologiste avait même fondé sur ces données un procédé de dosage de l'oxygène dans le sang, procédé abandonné aujourd'hui depuis que M. N. Gréhant a vulgarisé en France l'emploi de la pompe à mercure.

Les faits annoncés par Cl. Bernard se vérifient aisément quand on met du sang en présence de mélanges gazeux riches en oxyde de carbone ; mais il est certain que des animaux peuvent vivre assez longtemps dans une atmosphère renfermant de l'oxyde de carbone suffisamment dilué. Donc, lorsque la tension de gaz toxique s'abaisse au-dessous d'une certaine limite, il s'établit entre le sang et le mélange gazeux que respire l'animal, *entre le milieu inté-*

rieur et le milieu extérieur, un équilibre chimique correspondant à un mélange fixe d'hémoglobine oxygénée et d'hémoglobine oxycarbonée. Le partage de la matière colorante du sang entre les deux gaz se trouve réglé par le rapport de leurs tensions propres dans le milieu extérieur.

Hüfner, d'abord en collaboration avec Kültz[1], puis seul[2], a déjà étudié ce partage à l'aide du spectrophotomètre. J'ai essayé de vérifier les résultats annoncés par ces expérimentateurs en me servant de l'appareil de Hüfner, muni de tous les perfectionnements très réels qu'il lui a fait subir postérieurement aux recherches dont il s'agit, et j'ai très rarement pu arriver à déterminer, avec une rigueur suffisante, les richesses exactes, en hémoglobines oxycarbonée et oxygénée, de solutions types et titrées préparées à l'avance.

Cet échec, du reste, ne m'a pas surpris. En effet, avec l'appareil de Hüfner, les rapports d'absorption A'_0 et A'_{co} de l'oxyhémoglobine et de l'hémoglobine oxycarbonée pour la région λ (546-534) sont sensiblement égaux.

Les deux rapports A_0 et A_{co} pour la région λ (566-552) sont différents. Mais la différence est très faible, et on ne peut guère compter sur la

1. G. Hüfner et R. Kültz, *Journ. f. prackt. chem.*, t. 28, p. 258, 1883.

2. G. Hüfner. *Journ. f. prackt. chem.*, t. 30, p. 68, 1884.

précision de la méthode spectrophotométrique pour évaluer la richesse d'une dilution sanguine en ces deux variétés d'hémoglobine.

Si l'on ajoute que Hüfner opérait non sur du sang pur, mais sur des solutions étendues d'hémoglobine, et que, par suite de l'inégalité des coefficients d'absorption des deux gaz, le problème se trouvait encore singulièrement compliqué, on comprendra qu'il est impossible d'avoir confiance dans les chiffres donnés par le physiologiste de Tubingue.

Plus récemment, M. Berthelot[1] a mesuré les quantités de chaleur dégagées dans la combinaison de l'hémoglobine, soit avec l'oxygène, soit avec l'oxyde de carbone.

Ces quantités ont été trouvées égales à 14^cal.77 pour $O^4 = 32$
et à 18 7 pour $C^2O^2 = 28$

Ainsi que le fait remarquer M. Berthelot, « les nombres observés sont d'un ordre de grandeur conforme aux prévisions de la théorie ». Mais l'écart est peu considérable.

Mes essais ont porté sur du sang de chien défibriné que j'ai agité jusqu'à saturation, avec des mélanges d'air et d'oxyde de carbone renfermant ce dernier gaz en proportions successive-

---

1. M. Berthelot. *Comptes rendus, Ac. des Sc.*, 25 nov. 1889.

ment croissantes. Je déterminais parallèlement les pouvoirs absorbants du même sang pour l'oxygène et l'oxyde de carbone.

On prend six flacons de 500gr dont les bouchons rodés sont surmontés d'excellents robinets en verre (fig. 26, p. 276). Dans chacun d'eux on introduit 50cc de sang de chien très frais et complètement défibriné. D'autre part on prépare dans quatre gazomètres en verre de cinq litres (fig. 29) des mélanges renfermant, sur 1000 volumes d'air, 2, 5, 10 et 100 volumes d'oxyde de carbone. Deux autres gazomètres renferment, l'un de l'oxygène et l'autre de l'oxyde de carbone, sensiblement purs.

On fait le vide à la trompe à eau dans les six flacons, et dans chacun d'eux on laisse rentrer le gaz renfermé dans un des six gazomètres. On communique à chacun des flacons cinq à six cents secousses, et on réitère la même manœuvre (action du vide, rentrée du gaz et agitation prolongée) cinq fois avec le mélange à 0,2 0/0, quatre fois avec celui à 0,5 0/0, trois fois avec celui à

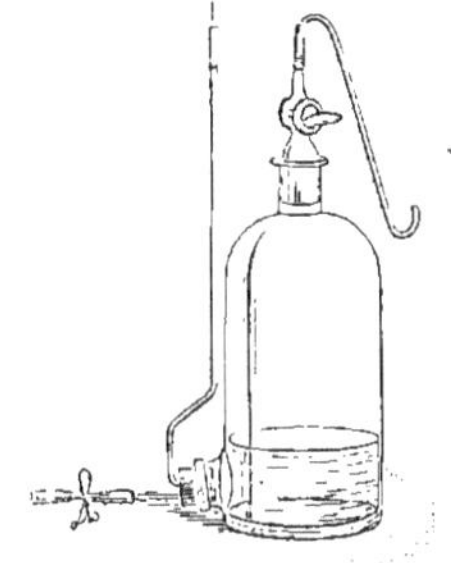

Fig. 29.

1 0/0, deux fois avec celui à 10 0/0, ainsi qu'avec chacun des deux gaz purs (O et CO).

L'extraction des gaz se fait sur 40cc de chacun des six échantillons de sang, au moyen de l'appareil représenté fig. 20, p 253, et en suivant la marche indiquée précédemment (chap. III, p. 251 et suiv.).

Voici les résultats obtenus dans deux séries d'expériences :

1re SÉRIE

GAZ SECS A 0° ET SOUS LA PRESSION DE 760mm FOURNIS PAR 100cc DE SANG.

Nos des expériences.	1	2	3	4	5	6
Teneur 0/0 en CO des mélanges gazeux.	0.2	0.5	1.0	10.0	99.1	0.00 Oxygène pur
	cc	cc	cc	cc	cc	cc
CO^2.	8.43	11.47	20.15	22.44	25.10	27.24
O.	9.42	5.44	1.71	0.69	0.19	18.43
CO.	4.66	11.03	14.57	17.53	18.10	0.00
Az.	2.75	2.56	2.47	2.06	1.47	1.18
	25.26	30.50	38.90	42.72	44.86	46.85
CO + O	14.08	16.47	16.28	18.22	18.29	18.43

2e SÉRIE.

GAZ SECS A 0° ET SOUS LA PRESSION DE 760mm FOURNIS PAR 100cc DE SANG.

Nos des expériences.	1	2	3	4	5	6
Teneur 0/0 en CO des mélanges gazeux.	0.2	0.5	1.0	10.0	98.2	0.00 Oxygène pur
	cc	cc	cc	cc	cc	cc
CO^2.	12.27	15.63	21.46	23.51	25.12	26.02
O.	11.89	6.24	2.09	0.83	0.03	24.13
CO.	6.22	13.06	18.91	22.48	23.89	0.00
Az.	2.60	2.39	2.41	2.62	1.92	1.24
	32.98	36.32	44.87	49.44	50.96	51.39
CO+O.	18.11	19.30	21.00	23.31	23.92	24.13

Ainsi qu'on pouvait le prévoir, la quantité d'oxyde de carbone fixée par le sang croît très rapidement, *mais sans suivre aucune loi régulière*, avec la teneur de l'air en gaz toxique. Les chiffres ainsi obtenus, *in vitro*, s'accordent assez bien avec ceux qu'a obtenus M. N. Gréhant en expérimentant sur des chiens.

Ce physiologiste détermine les capacités respiratoires du sang normal et du sang intoxiqué, et il admet que le chiffre représentant leur différence exprime le volume de l'oxyde de carbone contenu dans le sang.

S'il en était ainsi, la somme de l'oxyde de carbone et de l'oxygène retirés du sang agité à l'air, surtout dans mes expériences *in vitro*, devrait fournir un nombre constant. Or, un coup d'œil simple jeté sur les deux dernières lignes des deux tableaux précédents fait voir que cette condition est loin d'être remplie.

En raison des difficultés qu'on éprouve à saturer d'oxygène le sang oxycarboné même légèrement, j'aurais néanmoins refait ces expériences si je n'avais trouvé les mêmes divergences dans une série d'analyses publiées par M. Gréhant lui-même.

Je lui emprunte le passage suivant[1] :

Après avoir fait à un chien partiellement intoxiqué par l'oxyde de carbone quatre prises successives de sang, dont une avant l'inhalation

1. N. Gréhant, *Les poisons de l'air*, p. 187, Paris, 1890.

du mélange toxique, une seconde immédiatement après, la troisième au bout d'une heure et la quatrième au bout de deux heures de respiration à l'air pur,

On détermine les capacités respiratoires des quatre échantillons de sang et après avoir recueilli les gaz qu'ils donnent dans le vide, on fait pénétrer dans le récipient chaque fois un volume d'acide acétique à 8° égal à celui du sang, on obtient des gaz qui contiennent un peu d'acide carbonique absorbé par la potasse et d'oxygène absorbé par l'acide pyrogallique.

Dans le sang normal il n'y a point trace d'oxyde de carbone, tandis que, du sang intoxiqué, on retire de l'oxyde de carbone qui est complètement absorbé par le protochlorure de cuivre dissous dans l'acide chlorhydrique.

Voici les résultats qui ont été obtenus:

	O absorbé	CO dégagé	CO par différence	CO dégagé + O absorbé
100cc sang normal. . .	26.8	0.	»	26.8
— intoxiqué. .	11.8	10.6	15.	22.4
— 1 h. après. .	16.8	8	10.	24.8
— 2 h. après. .	20.0	5.6	6.8	25.6

Les chiffres portés dans les deux dernières colonnes ne figurent pas dans le tableau dressé par M. Gréhant. Je les ai calculés d'après les nombres inscrits dans les deux premières. Ils font voir que l'accord n'existe pas plus dans les expériences de ce physiologiste que dans les miennes, entre les volumes d'oxyde de carbone extraits en nature du sang, et ceux que l'on calcule en faisant la différence des capacités respiratoires.

Chacune de mes deux séries d'essais (voir les

tableaux de la p. 288) a été exécutée avec six échantillons identiques de sang de chien défibriné, le sang employé dans la seconde étant toutefois plus riche en hémoglobine, tandis que les expériences de M. Gréhant ont porté sur quatre prises de sang faites à un fort chien à des intervalles peu éloignés.

Mais on ne saurait cependant, pour expliquer les différences que j'y relève, invoquer l'influence des saignées successives.

Le poids élevé de l'animal (19 k. 500) devait réduire à bien peu de chose cette cause d'erreur qui, si elle était intervenue, aurait produit des effets inverses. Dans ce cas, en effet, les sommes de CO dégagé et d'O absorbé seraient allées en diminuant, au lieu de suivre une progression régulièrement ascendante à partir de la seconde saignée.

J'ai démontré plus haut (voir chap. III) que l'on retrouve intégralement l'oxyde de carbone fixé par le sang quand on soumet ce liquide à l'ébullition dans le vide avec son volume d'une solution saturée d'acide tartrique. C'est donc le procédé indirect par différence qu'il faut accuser d'inexactitude, et, pour doser l'oxyde de carbone contenu dans le sang, on devra donner la préférence à la méthode directe d'extraction en nature.

M. N. Gréhant, du reste, semble incliner vers cet avis; car, dans l'expérience que j'ai rapportée partiellement, il se sert exclusivement, pour établir ses calculs, des chiffres de l'oxyde de carbone dégagé, et non de ceux qu'il aurait pu déduire de la différence des capacités respiratoires.

CHAPITRE VII.

Mode d'élimination de l'oxyde de carbone.

J'arrive enfin, en terminant, à une question très controversée.

Tous les auteurs sont d'accord pour admettre qu'il existe de l'oxyde de carbone dans les produits d'expiration des animaux intoxiqués. Mais l'élimination en nature est-elle totale, ou seulement partielle ?

Les essais *in vitro* que j'ai résumés au chap. V du présent livre m'ont conduit à cette conclusion que constamment, *dans un mélange de sang oxycarboné et de sang oxygéné maintenu longtemps à l'étuve et à 38°, à l'abri du contact de l'air, une certaine quantité d'oxyde de carbone finit par disparaître,* très probablement en se transformant en acide carbonique.

Il était légitime de penser que les choses se passent de la même manière dans le sang d'un animal partiellement intoxiqué, et les expériences qui vont suivre ont confirmé cette hypothèse.

J'en ai fait la vérification par deux procédés.

Dans une première série d'expériences, après

avoir fait absorber à des lapins, par la voie pulmonaire, un volume déterminé d'oxyde de carbone, je les forçais à respirer dans des sacs pleins d'oxygène, sacs que je renouvelais toutes les heures en prenant la précaution d'absorber par la potasse l'acide carbonique expiré. Je dosais ensuite avec les soins les plus minutieux l'oxyde de carbone exhalé dans chacun des sacs, ainsi que celui qui restait dans le sang de l'animal sacrifié à la fin de l'expérience. Constamment j'ai reconnu un déficit, qui atteignait, pour une durée de trois heures, un quart ou un cinquième de l'oxyde de carbone absorbé.

Dans une deuxième série d'essais, j'ai fait vivre des lapins pendant dix à douze heures dans un appareil de Regnault et Reiset modifié, en présence d'une petite quantité d'oxyde de carbone, et toujours j'ai trouvé que la teneur en gaz toxique du mélange gazeux dans lequel était enfermé l'animal s'abaissait d'une façon continue et régulière.

A. — PREMIÈRE SÉRIE.

Pour étudier quantitativement le mode d'élimination de l'oxyde de carbone, il faut d'abord faire pénétrer dans le sang de l'animal soumis à l'expérience un volume rigoureusement déterminé du gaz toxique.

Jusqu'à présent on a eu recours dans ce but à la transfusion de sang oxycarboné défibriné, emprunté soit au sujet lui-même, soit à un animal de la même espèce[1].

J'ai abandonné ce procédé parce qu'il ne permet d'introduire dans le sang du sujet qu'une quantité minime d'oxyde de carbone, et que dans certains cas, rares il est vrai, cette opération est suivie d'hémoglobinurie, complication susceptible d'entraîner par la voie rénale une partie du poison injecté.

J'ai préféré faire respirer, au moyen d'une canule introduite dans la trachée, aux lapins sur lesquels j'ai expérimenté, un mélange titré d'oxygène et d'oxyde de carbone. — (Oxygène, 2 litres ; oxyde de carbone, 70^{cc} environ.)

Ce mélange, préparé en proportions exactement connues dans un petit sac de caoutchouc, est respiré par l'animal pendant quinze à vingt minutes. Après l'inhalation l'oxyde de carbone restant dans le sac est dosé et l'on a par différence celui qui a été absorbé par le sang.

Le lapin respire ensuite et successivement (fig. 30) dans trois autres sacs de caoutchouc plus volumineux, renfermant chacun 6 litres d'oxygène et maintenus, à tour de rôle, une heure en communication avec ses poumons, par

1. N. Gréhant, *Comptes rendus, Ac. des Sc.*, 1886. E. Kreis, *Pfluger's Archiv.*, 1881.

l'intermédiaire de deux flacons laveurs, garnis de potasse, formant soupapes de Muller, et absorbant l'acide carbonique exhalé.

Pour ne rien perdre des produits expirés, on fait respirer le lapin dans un cinquième petit sac auxiliaire S', contenant 1 litre d'oxygène, pendant les quelques secondes nécessaires au remplacement d'un des sacs par le suivant. A la fin de l'expérience, le contenu de ce petit sac

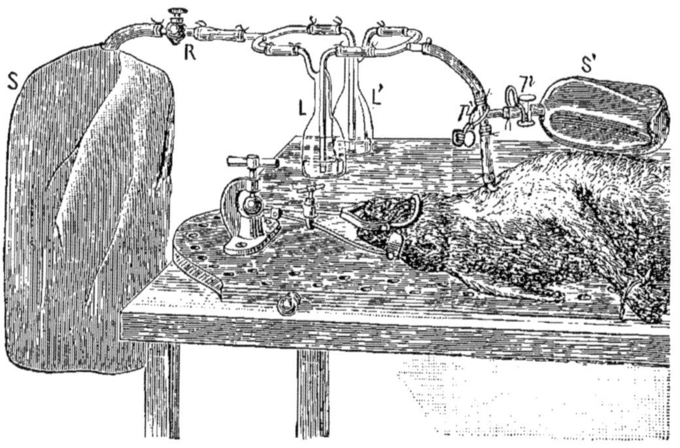

Fig. 30.

est réuni à celui du premier sac renfermant le mélange toxique ou à celui d'un des trois grands sacs.

Après la dernière inhalation d'une heure dans le troisième grand sac d'oxygène, l'animal est sacrifié par section d'une carotide. — Son sang est recueilli et défibriné pour être soumis à l'analyse. — On prend soin de faire repasser, dans chacun des trois sacs ayant reçu les produits expirés, le contenu gazeux des soupapes de Muller correspondantes.

Il reste à faire les dosages de l'oxyde de carbone :

1° Dans les quatre sacs ;

2° Dans le sang défibriné.

Je rappelle ici brièvement la marche à suivre pour doser l'oxyde de carbone dilué dans l'oxygène. L'opération comprend cinq temps (voir chap. II, liv. III) :

a. — Absorption de l'oxygène par l'hydrosulfite de soude (fig. 18, p. 247).

b. — Dégagement par l'ébullition du résidu gazeux de cette absorption qui est emmagasiné dans le ballon B' (fig. 19, p. 248).

c. — Agitation du mélange renfermé dans ce ballon avec cinq fractions de solution de protochlorure de cuivre dans l'acide chlorhydrique (50, 40, 30, 30 et 30^{cc}), en tout 180^{cc}.

d. — Extraction par le vide et la chaleur de l'oxyde de carbone absorbé par les liqueurs cuivreuses toutes réunies dans le ballon B de l'appareil représenté (fig. 15, p. 235).

e. — Transvasement dans un tube divisé, sur la cuve de Doyère, des quelques centimètres cubes de gaz recueillis en A, et dosage de l'oxyde de carbone qu'ils renferment, soit au moyen du réactif *cuivreux*, soit par voie eudiométrique (fig. 7 bis, p. 239).

Le dosage de l'oxyde de carbone contenu dans le sang défibriné mis à part se fait à l'aide de l'appareil représenté figure 15, p. 235. Après avoir fait le vide absolu, on y introduit 60^{cc} de sang et un égal volume d'une solution saturée d'acide tartrique. Le mélange est porté à l'ébullition et les gaz dégagés sont recueillis dans l'éprouvette A. — On absorbe simultanément, sans mesure préalable, l'acide carbonique et l'oxygène au moyen d'une solution alcaline d'acide pyrogallique et, dans le résidu mesuré, l'oxyde de carbone est dosé par le protochlorure de cuivre acide.

Voici, en premier lieu, deux expériences complètes :

VOLUMES D'OXYDE DE CARBONE (1)	I	II
a. — Introduit dans le petit sac avec 2 lit. O. . .	69^{cc}51	67^{cc}66
b. — Retrouvé dans ce sac après 15' d'inhalation.	44 34	44 49
c. — Expiré dans le 1er grand sac renfermant 6 l. O.	8 78	9 71
d. — — 2e —	3 41	4 16
e. — — 3e —	2 25	0 45
f. — Existant en nature dans le sang de l'animal sacrifié [2].	2 90	3 82
Retrouvé en tout.	61 68	62 63
Déficit.	7 83	5 03

1. Calculés secs, à 0° et sous la pression de 760^{mm}.

2. En admettant que, chez le lapin, la masse totale du sang est égale au dixième du poids de l'animal, chiffre choisi à dessein beaucoup trop fort.

Dans l'expérience n° 1 le lapin pesait 1810gr ; 100cc de sang renfermaient 14gr1 d'hémoglobine (dosage effectué au spectrophotomètre de Hufner) et ont fourni 1cc69 d'oxyde de carbone. L'animal avait absorbé en tout 25cc17 d'oxyde de carbone, sur lesquels 2cc90 ont été retrouvés dans le sang, 14cc44 exhalés en nature et 7cc83 éliminés autrement.

Dans l'expérience n° 2 le lapin pesait 1895gr ; 100cc de sang renfermaient 13gr17 d'hémoglobine et ont fourni 1cc97 d'oxyde de carbone. L'animal avait absorbé 23cc17 de gaz pur sur lesquels 3cc82 ont été retrouvés dans le sang, 14cc32 exhalés en nature et 5cc03 éliminés autrement.

Il est donc bien certain que tout l'oxyde de carbone n'est pas éliminé en nature, et qu'une assez notable proportion de ce gaz disparaît par le processus que j'ai reconnu dans les expériences faites *in vitro*, très probablement en se transformant en acide carbonique (voir chapitre V).

L'exhalation en nature, d'abord très active dans le cas d'une absorption considérable du poison gazeux, décroît rapidement d'heure en heure, malgré la respiration dans l'oxygène pur, pour devenir minime à partir de la troisième heure. Dès ce moment l'élimination par destruction chimique du poison paraît devenir prépondérante, et c'est très vraisemblablement uniquement par ce moyen que l'organisme s'exonère des dernières traces de l'agent toxique.

Je rapporterai encore ici deux expériences moins complètes, mais qui confirment cependant les précédentes sur certains points. Les lapins étaient intoxiqués par un mélange renfermant un centième d'oxyde de carbone pour 99 centièmes d'air. La proportion de gaz toxique fixée au début par le sang n'a pas été déterminée.

VOLUMES D'OXYDE DE CARBONE (1)	I	II
a. — Expiré en nature dans le 1er sac. . .	5cc40	4cc36
b. — — 2e —. . .	2 06	2 14
c. — — 3e —. . .	0 78	0 87
d. — Contenu dans 100cc de sang de l'animal sacrifié.	1 17	1 37

Comme dans les essais précédents, l'élimination en nature va en décroissant avec le temps, et nous retrouvons toujours, dans le sang des lapins empoisonnés, une quantité notable d'oxyde de carbone au bout de trois heures de respiration dans l'oxygène.

B. — DEUXIÈME SÉRIE.

Bien que cette première série d'expériences me parût absolument démonstrative, j'ai tenté de faire la preuve des conclusions que j'en tirais par un second procédé.

A cet effet j'ai fait vivre des lapins dans un appareil de Regnault et Reiset modifié (*fig.* 10 *bis*)

1. Calculés secs, à 0° et sous la pression de 760mm.

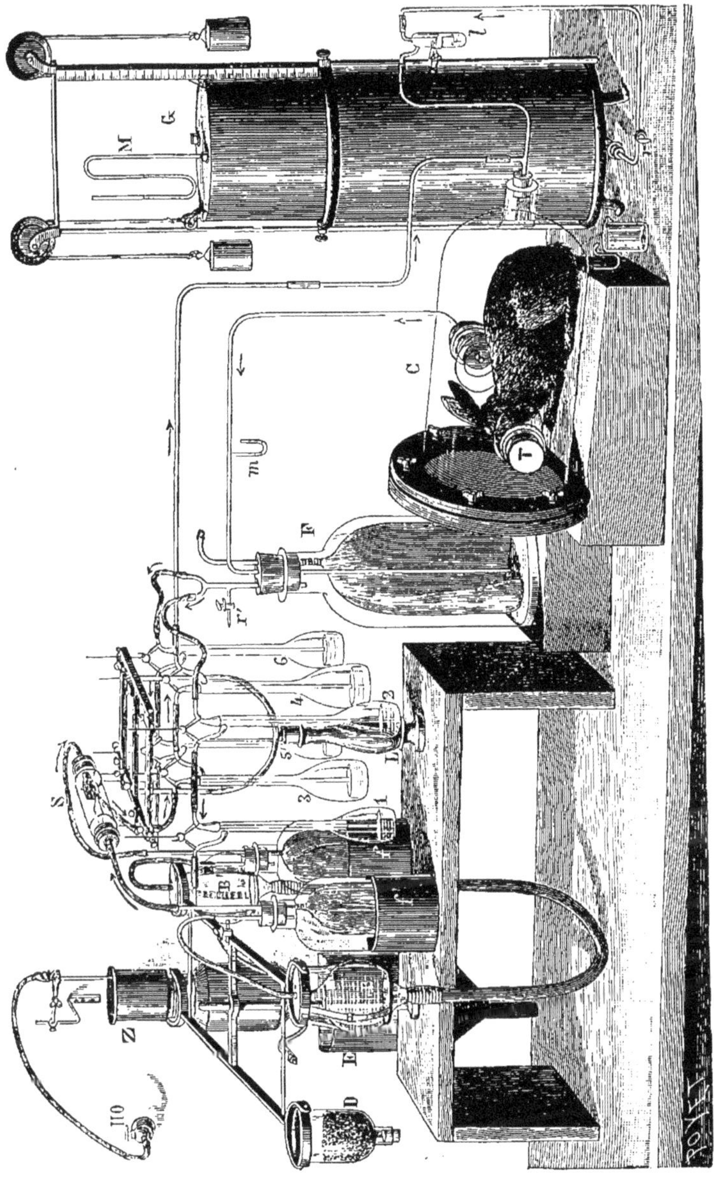

Fig. 10 bis.

en présence d'une quantité déterminée d'oxyde de carbone.

Au bout de deux heures de marche, quand j'étais en droit de supposer le mélange des gaz formant l'atmosphère confinée aussi parfait que possible, et un équilibre stable établi entre le sang de l'animal et l'air partiellement toxique qu'il respirait, je faisais un premier prélèvement du mélange gazeux (environ 1200^{cc}).

Cette opération est rendue facile grâce à l'interposition, entre les barboteurs à potasse et la cloche renfermant le lapin, d'un grand flacon de 5 litres F, placé sur le trajet des gaz, et contenant un sac de caoutchouc qui communique seulement avec l'air extérieur par un tube qu'on peut fermer avec un petit bouchon de caoutchouc plein.

Pour faire une prise d'air on relie le robinet r', au moyen d'un tube de caoutchouc épais, à un ballon à robinet de verre ; ce ballon a été préalablement vidé d'air au moyen de la trompe à eau, et la pression restante a été relevée au moyen d'un manomètre à vide. On ferme le robinet r pour supprimer l'afflux d'oxygène, on enlève le bouchon de caoutchouc plein fermant le sac, et on arrête momentanément la marche des pipettes. En ouvrant alors le robinet r' et celui du ballon, ce dernier se remplit du mélange gazeux contenu dans l'appareil, et l'air extérieur pénètre dans le sac en quantité égale. On ferme ensuite le robinet r', on replace le petit bouchon de caoutchouc, on ouvre le robinet r et l'on remet les pipettes en marche.

Les prises suivantes se font de la même manière.

Pour répondre à une objection que l'on peut faire tant aux expériences relatées dans le premier paragraphe de ce chapitre qu'à celles qui vont suivre, j'ai commencé par exécuter une expérience à blanc, avec l'appareil mis en marche, sans avoir placé d'animal sous la cloche, mais après y avoir fait pénétrer une quantité connue d'oxyde de carbone.

Il s'agissait de savoir si le barbotage répété et prolongé de l'air faiblement oxycarboné à travers les lessives de potasse, destinées à absorber l'acide carbonique expiré, ne serait pas susceptible d'amener à la longue la disparition d'une partie du gaz toxique et sa transformation en acide formique selon la réaction classique découverte par M. Berthelot.

EXPÉRIENCE N° 1 (à blanc) (15 octobre 1892).

On a introduit dans l'appareil prêt à fonctionner, dont la capacité totale, déduction faite du volume occupé par la lessive alcaline, est de 22^{l}5, 107^{cc}3 d'oxyde de carbone pur[1]. Le robinet r commandant l'arrivée de l'oxygène avait été fermé.

---

1. Ce volume et les suivants sont estimés secs, à 0° et sous la pression de 760^{mm}.

Les pipettes ont été mises en marche ; au bout de 2 heures le manomètre accusait dans l'appareil une diminution de pression de quelques centimètres cubes d'eau, due à l'absorption par la potasse d'un certain volume d'oxygène. Après avoir comblé ce vide en ouvrant le robinet r, et rétabli l'équilibre de pression, on a procédé à une première prise de 1228^{cc} du gaz renfermé dans l'appareil et dans cet échantillon on a dosé l'oxyde de carbone.

L'analyse a accusé 4^{cc}73 de ce gaz par litre d'air, au lieu de 4^{cc}77, chiffre calculé, la différence étant imputable à la dissolution d'une petite quantité d'oxyde de carbone dans les lessives alcalines.

Les pipettes ont été remises en marche sans discontinuer pendant 28 h. Au bout de ce temps, deuxième prise d'air et seconde analyse qui a donné 4^{cc}51 d'oxyde de carbone par litre d'air.

Il a donc disparu par litre d'air 0^{cc}19 de CO, soit en tout 4^{cc}27 en 28 heures, ou 0^{cc}15 par heure. Cette quantité est faible si l'on considère que la ventilation produite à l'heure est de 180 l. environ. Dans les expériences résumées dans le tableau de la p. 298, la perte d'oxyde de carbone due à l'action de la potasse est certainement plus faible encore, car un lapin ne fait point passer en trois heures 180 l. d'air à travers ses poumons, et la teneur en gaz toxique des sacs était bien inférieure à celle existant dans l'expérience ci-dessus. L'erreur de ce chef n'atteint donc sûrement pas 0^{cc}15.

EXPÉRIENCE N° 2 (22 octobre 1892).

Lapin de 2 k. 500, mis à 6 h. 30 du soir sous la cloche.

On introduit en deux fractions, dans le flacon F, 141^{cc}1 d'oxyde de carbone pur, après avoir chaque fois préalablement arrêté la marche des pipettes, fermé le robinet r et débouché le tube coudé faisant communiquer le sac S avec l'extérieur. — Les choses rétablies en l'état, on remet les pipettes en mouvement.

Le lapin est immédiatement très malade, urine et défèque, se soutient à peine. Respiration haletante.

A 8 h. 30, prélevé un premier échantillon de l'air contenu dans l'appareil. — Cet air renfermait par litre $6^{cc}32$ de CO. Par suite de l'introduction de l'animal le volume de l'appareil se trouve réduit à 20 l., et la totalité de l'oxyde de carbone s'élève à $126^{cc}4$. — L'animal en a donc absorbé :

$$141^{cc}4 - 126^{cc}4 = 15^{cc}$$

A 10 h., état somnolent, l'animal se tient couché sur le flanc et paraît très malade.

A consommé de 6 h. 30 à 10 h. . $4^{l}30$ d'O
Soit par heure. . . . . . $1^{l}23$

Cet état se prolonge, le lapin est insensible à toute excitation du dehors, et meurt à 2 h. 30.

On prélève immédiatement un second échantillon de l'air mortel, lequel a donné par litre

$5^{cc}97$ de CO

Le lapin a consommé de 10 h. à 2 h. 30. $4^{l}5$ d'O
Soit par heure juste. . . . . . 1^{l}

On prend dans le cœur droit un échantillon de sang qui est étendu de 100 vol. d'eau renfermant 1/1000 de carbonate de soude.

L'examen au spectroscope montre qu'il est nettement oxycarboné.

Au spectrophotomètre on reconnaît que le sang renferme par litre 127 gr. d'hémoglobine, dont un tiers environ est à l'état oxycarboné.

L'expérience proprement dite a duré 6 heures, de 8 h. 30, moment du premier prélèvement de gaz, à 2 h. 30, heure de la mort du lapin et du deuxième prélèvement.

Pendant ces 6 heures il a disparu en CO :

$(6^{cc}32 - 5^{cc}97) \times 20 = 0^{cc}35 \times 20 = 7^{cc}$ de CO
Soit par heure. . . . . $1^{cc}17$.

EXPÉRIENCE N° 3 (31 octobre 1892).

Lapin de 2 k. 400, mis sous cloche à 7 h. 30 soir.

Introduit à 8 h., en une fois, dans le flacon F, $72^{cc}1$ de CO, et mis immédiatement pipettes en mouvement.

Le lapin devient haletant : 180 resp. à la minute à 8 h. 20, 120 à 8 h. 45, 108 à 9 h. et 90 à 9 h. 30.

Prélevé à 9 h. 45 un premier échantillon d'air, qui renfermait par litre 3^{cc} de CO. — L'appareil en contient donc 60^{cc} et le lapin en a absorbé 12^{cc}.

A 10 h. 30 l'animal est somnolent, mais non couché sur le flanc.

De 7 h. 30 à 10 h. 30 il a consommé $3^{l}55$ d'O

Soit. . . . . $1^{l}18$ par heure.

A 4 h. 30 le lapin se tient encore, mais chancelle, fiente et paraît très malade.

De 10 h. 30 à 4 h. 30 il a consommé. $7^{l}\ 5$ d'O
Soit par heure. . . . . $1^{l}25$.

A 5 h. 45, pris un deuxième échantillon d'air qui renfermait par litre $2^{cc}48$ de CO.

Le lapin est tombé sur le flanc. — Trouvé mort à 6 heures.

Prélevé un échantillon de l'air mortel, qui a donné :

O.	20.00
CO^2.	0.00
Az.	79.73
CO.	0.27
	100 00

On a pris, dans le cœur droit, du sang qui a été dilué au centième.

Au spectroscope il présentait faiblement la réaction de l'oxyde de carbone.

Le spectrophotomètre accusait 138gr par litre d'hémoglobine dont un quart environ était à l'état oxycarboné.

L'expérience proprement dite entre les deux prélèvements de gaz a duré 8 heures, pendant lesquelles il a disparu (3cc — 2cc48) $\times$ 20 = 0cc52 $\times$ 20 = 10cc4 de CO. Soit une disparition de 1cc30 par heure.

EXPÉRIENCE N° 4 (6 novembre 1892).

Lapin de 2 k. 450, placé à 6 h. du soir sous la cloche ; immédiatement fait passer en F 41cc3 de CO pur. Mis les pipettes en marche. — Le lapin ne paraît pas incommodé, seulement sa respiration se précipite un peu.

A 8 h. première prise d'air, dans laquelle l'analyse accuse 1cc61 de CO par litre, soit 32cc2 pour tout l'appareil ; l'animal a donc absorbé 9cc1 de CO.

A 1 h. du matin, deuxième prise d'air qui accuse par litre 1cc23 de CO.

Le lapin est somnolent, mais on le réveille facilement en frappant sur la cloche avec une clef. — Se tient couché, mais non sur le côté.

A 6 h. du matin, est plus abattu, incliné sur le flanc gauche. — Troisième prise d'air qui donne par litre 0cc80 de CO.

Pendant les 12 heures passées dans l'appareil le lapin a consommé 17 litres O, soit par heure 1l42.

On le retire aussitôt de la clocle, il est très malade, mais se rétablirait probablement. On le sacrifie immédiatement par section du bulbe, et on recueille par ouverture d'une carotide le sang qui est défibriné et soumis à l'analyse. — 100cc de sang renferment 4cc3 de CO.

L'examen spectroscopique donne un résultat négatif.

Au spectrophotomètre, hémoglobine 122gr par litre, dont un cinquième environ à l'état oxycarboné.

Pendant les 10 heures qui se sont écoulées entre la première et la deuxième prise d'air, il a disparu :

$$(1^{cc}61 - 0^{cc}80) \times 20 = 0^{cc}81 \times 20 = 16^{cc}2 \text{ de CO.}$$

Soit par heure. . . $1^{cc}62$ en moyenne.

L'analyse de la deuxième prise d'air nous révèle que cette disparition de l'oxyde de carbone s'est faite sensiblement, proportionnellement au temps.

La première conclusion qui se dégage des trois dernières expériences, c'est que constamment, une fois l'équilibre établi entre le sang de l'animal et l'atmosphère close dans laquelle il est renfermé, on voit, dans cette dernière, la teneur en oxyde de carbone s'abaisser d'une façon lente mais régulière.

L'élimination en nature est impossible dans ces conditions, mais l'animal détruit peu à peu le poison gazeux. De même que dans les expériences *in vitro*, nous voyons le volume de l'oxyde de carbone disparu devenir notable quand le sang contient peu de gaz toxique et s'enrichit par conséquent en oxygène. La présence d'un grand excès d'oxygène dans le sang paraît être nécessaire pour élever *au maximum* la destruction chimique du poison.

Chez les lapins soumis aux trois dernières expériences le volume de gaz toxique détruit à l'heure, d'abord égal à $1^{cc}17$ quand le sang de l'animal était oxycarboné au tiers, s'est élevé à $1^{cc}30$ quand il l'était au quart et à $1^{cc}62$ quand la proportion d'hémoglobine oxycarbonée a été abaissée au cinquième de la quantité totale.

Examinons maintenant les objections que l'on peut faire à notre conclusion.

La première expérience faite à blanc nous démontre péremptoirement qu'on ne peut incriminer la potasse d'absorber l'oxyde de carbone dont nous constatons la disparition, en le transformant en acide formique. Si tant est que cette réaction se produise, ses effets sont beaucoup trop faibles pour entrer en ligne de compte, étant donnés les chiffres que nous obtenons.

Une seconde objection peut se formuler ainsi : il n'est pas démontré qu'au bout de deux heures le sang ait absorbé tout l'oxyde de carbone qu'il est capable de fixer, et l'abaissement du taux de ce gaz, dans l'atmosphère close, tient peut-être à une absorption complémentaire. La dernière expérience répond à cette objection, car nous voyons tout d'abord la disparition de l'oxyde de carbone, constatée une première fois au bout de cinq heures, se poursuivre régulièrement pendant les cinq heures suivantes. Ce n'est pas tout : la totalité du gaz toxique disparue en dix heures s'élève à $16^{cc}2$; or, nous avons vu qu'en deux heures l'animal avait absorbé $0^{cc}1$ d'oxyde de carbone, et qu'à la fin de l'expérience son sang en renfermait 4,3 0/0 de son volume.

En admettant le chiffre de 200^{cc} pour le volume total du sang de ce lapin qui pesait 2450 gr. (1/12), chiffre probablement trop fort encore, nous calculons que la proportion de l'oxyde de carbone dans la masse du sang de l'animal a plutôt diminué ($8^{cc}6$ au lieu de $9^{cc}1$).

Une dernière objection consiste à dire que le sang cède aux tissus une partie de l'oxyde de carbone, et que ce gaz s'y emmagasine. D'où le déficit constaté.

Outre que cette hypothèse est toute gratuite, et qu'il faudrait d'abord la démontrer expérimentalement, elle est contraire à tout ce que nous savons sur l'énergie avec laquelle l'hémoglobine retient l'oxyde de carbone.

Je rappelle enfin que les expériences faites *in vitro* démontrent irréfragablement la possibilité de la destruction chimique du poison.

Je crois donc bien établie la première conclusion que j'ai tirée des expériences relatées dans le premier paragraphe de ce chapitre, et j'estime qu'elle est confirmée par les derniers essais.

Mais nous devons de plus en formuler une seconde. Nous avons vu succomber nos deux premiers lapins, le premier au bout de huit heures, dans une atmosphère renfermant en moyenne $4^{cc}60$ par litre d'oxyde de carbone, et le second au bout de dix heures, dans une atmosphère qui n'en renfermait par litre que $2^{cc}75$ environ.

Cependant, M. N. Gréhant dans des expériences fort bien conduites, mais qu'il ne prolongeait pas au delà d'une heure, a vu ces animaux résister à des doses beaucoup plus considérables du gaz toxique, et il a cru pouvoir en conclure que la dose mortelle d'oxyde de carbone dans l'air, pour les lapins, était comprise entre 1 pour 60 et 1 pour 50 (c'est-à-dire entre 15 et 16^{cc} par litre).

Mais M. Gréhant a omis de faire intervenir dans ses essais un facteur très important (je veux parler du temps pendant lequel le mélange toxique est respiré). Or, dans mes expériences 2 et 3, des doses d'oxyde de carbone, l'une deux fois moins forte dans la première, l'autre six fois plus faible dans la seconde, ont suffi pour tuer mes lapins, et l'on ne peut incriminer que l'oxyde de carbone, car l'air mortel, ainsi que le démontre l'analyse, renfermait encore 20 p. 100 d'oxygène.

La constatation de ce fait me paraît très intéressante. Il nous démontre en effet que, pas plus pour l'oxyde de carbone que pour le chloroforme, il n'existe de zone maniable. Il nous fait comprendre aussi le véritable mécanisme de ces intoxications *nocturnes*, aujourd'hui si fréquentes, imputables aux poêles mobiles. Nul doute que la dose d'oxyde de carbone capable de tuer un sujet endormi et par suite moins résistant, longtemps soumis à l'influence du mélange toxique, ne soit beaucoup inférieure à celle que l'on fixe généralement, en se basant sur des expériences de courte durée faites sur des chiens ou d'autres animaux. Je ne serais pas étonné que, dans ces conditions, la présence de quelques dix-millièmes d'oxyde de carbone suffise à rendre mortelle une atmosphère confinée pour un homme y passant plusieurs heures endormi.

On remarquera, en outre, que la cause de la mort n'est point la présence dans le sang d'une quantité déterminée d'oxyde de carbone.

Les lapins peuvent absorber une quantité de gaz toxique bien supérieure à celle trouvée au moment de la mort chez nos deux sujets des expériences 2 et 3, avoir même pendant quelque temps les trois cinquièmes de leur hémoglobine à l'état oxycarboné, puis se rétablir très rapidement en éliminant le poison pour la plus grande partie en nature et pour le reste par destruction chimique. La vraie cause de la mort de nos deux lapins, c'est l'action prolongée sur les centres nerveux d'un sang vicié impropre à entretenir les fonctions vitales. Il semble du reste que la présence de l'oxyde de carbone dans les globules empêche, ou tout au moins rende très difficile, l'absorption de l'oxygène par l'hémoglobine restée disponible (voir chapitre VI), en même temps qu'elle entrave les oxydations intra-sanguines (voir chapitre V).

CHAPITRE VIII.

Conclusions.

Des recherches que je viens de faire connaître, dans ce troisième livre, je me crois autorisé à tirer les conclusions suivantes qui intéressent la médecine légale, la nosologie et la thérapeutique.

A. — Les procédés originaux que j'ai décrits permettent de déceler et de doser, soit dans le sang, soit dans l'air, soit dans l'oxygène, de très minimes quantités d'oxyde de carbone. J'attire l'attention des experts sur l'erreur qu'on peut commettre en examinant dans un vase ouvert à l'air, tel qu'un tube à essai, le sang suspect additionné d'une faible quantité de sulfure ammonique. En opérant dans ces conditions, que l'on trouve recommandées dans certains ouvrages dus pourtant à des savants autorisés, on s'expose à conclure à la présence de l'oxyde de carbone dans du sang qui en est absolument exempt. Avec tous les réducteurs, sauf l'hydrosulfite de soude, l'emploi d'une cuve entièrement remplie du liquide à examiner, et bouchée hermétiquement, s'impose absolument.

On n'oubliera pas que la réduction demande souvent dix à quinze minutes pour être complète.

En ce qui concerne l'analyse de l'air, mon procédé permet d'extraire en nature le gaz toxique, ce qui est toujours préférable.

B. — Jusqu'à présent les différents auteurs n'admettent que deux formes de l'empoisonnement par l'oxyde de carbone : la forme aiguë et la forme chronique. J'estime qu'il y a lieu d'en distinguer trois, savoir :

1° La forme aiguë que l'on provoque dans les expériences chez les animaux, mais qui se rencontre très rarement en clinique.

A cette catégorie se rattachent un cas rapporté par M. Chapuis [1] et les suicides au moyen des réchauds de charbon, ou même par les poêles Choubersky dont on enlève le couvercle. Dans ces conditions diverses l'air devient très riche en oxyde de carbone et la mort survient en peu de temps : 15 à 20 minutes.

2° J'appellerai subaiguë l'intoxication due à la pénétration lente, mais continue, dans l'atmosphère respirée, de petites quantités d'oxyde de carbone, notamment de celles qui proviennent des poêles mobiles, ou des poêles ordinaires

---

1. Chapuis, *Précis de toxicologie,* 2e édition, p. 421.

dont on a presque fermé la clef. Dans cette seconde forme le sujet, surpris dans son sommeil, reste longtemps exposé (quelques heures au moins) aux inhalations délétères, et la mort ne survient également qu'après un laps de temps assez long. Ainsi que je l'ai démontré dans le chapitre précédent, il suffit dans ce cas de la présence dans l'air d'une fort minime proportion du gaz toxique pour le rendre mortel.

3° La forme chronique. Intoxication et anémie des cuisiniers et des repasseuses.

C. — Il me reste à dire quelques mots du traitement. Claude Bernard et Donders ont constaté qu'un courant d'oxygène chassait plus vite l'oxyde de carbone du sang qu'un courant d'air. D'autre part, nous avons vu que la condition nécessaire pour élever *au maximum* la destruction chimique du poison était la présence dans le sang d'un excès d'oxygène. Les inhalations d'oxygène sont donc théoriquement indiquées contre l'intoxication oxycarbonique et la clinique a confirmé leur efficacité.

Mais encore faut-il que la victime puisse respirer le gaz vivifiant, et bien des fois il arrive qu'on la trouve dans le coma avec une diminution considérable du nombre et de l'ampleur des mouvements cardiaques et respiratoires. Dans ce cas on doit avoir recours à la respiration artificielle. Mais combien faibles et peu efficaces nous paraissent les moyens employés dans ce but en médecine humaine, si nous les comparons à la respiration artificielle telle qu'on la pratique dans les laboratoires de physiologie sur les animaux curarisés par exemple !

Cette pauvreté des procédés applicables à l'homme avait frappé Woillez qui fit construire, à l'effet de provoquer chez les noyés une ventilation pulmonaire énergique, un appareil assez volumineux qu'il appela *spirophore*, et qui, du reste, s'appliquerait mal au cas d'asphyxie par l'oxyde de carbone. Sous ce rapport il existe une lacune dans l'arsenal médical, et l'invention d'un bon instrument qui permettrait d'employer énergiquement la respiration artificielle avec l'oxygène rendrait certainement de grands services et sauverait bien des existences.

Comme il faut éviter la trachéotomie, ne seraitce que pour gagner du temps, on pourrait recourir soit au tubage de Bouchut, soit au tube laryngien de Chaussier, et employer un des soufflets spéciaux, bien connus dans les laboratoires de physiologie, réglé à 5 à 600^{cc} par mouvement et alimenté avec l'oxygène.

Jusqu'à quel moment peut-on compter sur l'efficacité de la respiration artificielle pour rappeler à la vie les asphyxiés par le charbon ? Les auteurs ne sont pas d'accord à cet égard.

Kühne[1] regarde le retour à la vie comme possible sans aucune intervention, lorsque le nombre des respirations n'est pas tombé au-dessous de *deux* par minute.

MM. Laborde et Gréhant[2], au contraire, pensent que la respiration artificielle doit être employée et peut être efficace lorsque les respirations persistent au moins à raison de six ou sept par minute et que le cœur a encore un nombre suffisant de contractions totales et véritablement fonctionnelles.

Au-dessous de ces limites il n'y aurait plus, selon les savants français, d'autre ressource que la transfusion du sang.

Il convient d'abord d'observer que ces affirmations contradictoires sont toutes basées sur des expériences faites sur des chiens, dont les résultats, par suite, ne peuvent être rigoureusement applicables à l'homme. Il y a tout lieu de penser, notamment, que la respiration artificielle peut encore être employée avec succès dans des cas où M. Laborde la juge inefficace.

Quant à la transfusion réservée comme *ultima ratio*, le médecin prudent n'oubliera pas que cette opération n'est sans danger ni pour le transfusé,

---

1. Kühne, *Centralblat f. med. Wissenschaften,* t. II, p. 134, 1864.

2. Laborde et Gréhant, *Bulletin de l'Académie de médecine,* t. XXI, 3e série, p. 477 et 531.

ni pour le donneur de sang. C'est toujours une grave responsabilité pour le praticien que de risquer d'avoir deux victimes au lieu d'une. Contrairement à M. Laborde et d'accord avec la majorité des médecins et des physiologistes, j'estime que la transfusion ne peut réussir à moins d'être pratiquée avec du sang entier et emprunté à l'homme, c'est-à-dire de bras à bras. Ces conditions étant très difficiles à réaliser, je crois qu'il se passera bien du temps avant qu'on puisse dresser une statistique des transfusions faites pour remédier à l'intoxication oxycarbonique grave, et la respiration artificielle avec l'oxygène, surtout si l'on trouve un bon appareil pour l'appliquer, restera le procédé héroïque pour rappeler à la vie les asphyxiés par la vapeur de charbon.

Je rappelle pour mémoire certains autres moyens (injections sous-cutanées d'éther, flagellation, torsion de la langue (Laborde), etc., qui peuvent suffire dans certains cas légers et devenir des adjuvants utiles dans les cas graves.

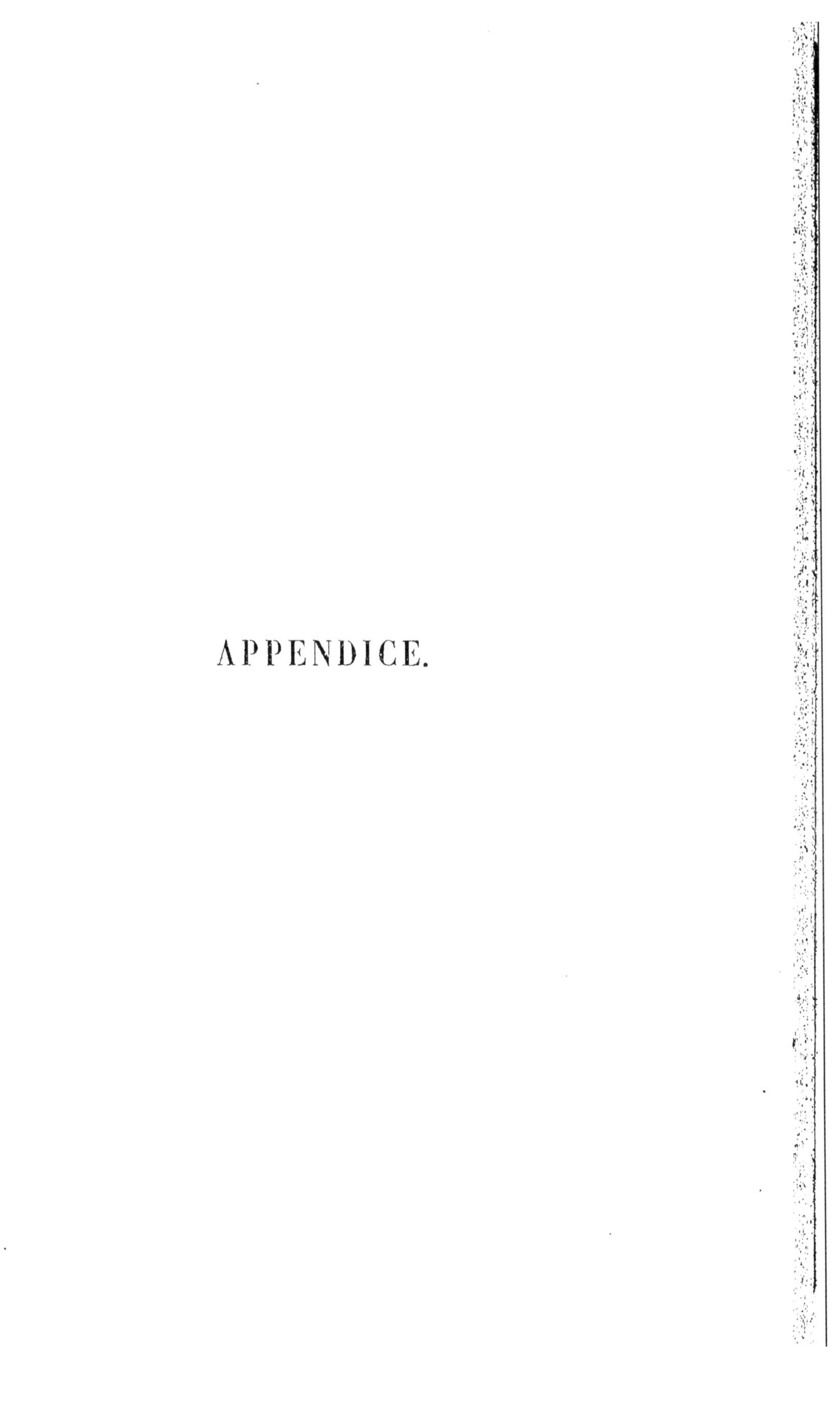

APPENDICE.

APPENDICE.

I.

Description d'un spectrophotomètre.

La spectrophotométrie est la partie de la physique qui utilise les lois de l'absorption de la lumière par les milieux colorés et en déduit des formules où la concentration d'une solution se trouve exprimée en fonction de l'épaisseur et de la réduction d'intensité subie par le rayon. Elle ramène aussi une question de dosage à un simple problème de photométrie, c'est-à-dire à la comparaison des intensités lumineuses de deux rayons, l'un arrivant directement à l'œil, l'autre ne lui parvenant qu'après avoir traversé la solution. Il s'agit donc ici, comme dans toutes les mesures photométriques, de réduire l'intensité du rayon direct jusqu'à lui donner la valeur de celle du rayon affaibli et cela par un procédé qui mesure à un instant quelconque la réduction opérée. Plusieurs moyens peuvent être employés dans ce but. C'est ainsi que Vierordt et plus récemment Dupré font varier l'intensité en modifiant les dimensions de la source lumineuse qui fournit le rayon direct. Hüfner, Crova et Glan polarisent le rayon direct et l'observent à l'aide d'un nicol analyseur : l'angle de rotation mesure la réduction d'intensité lumineuse en vertu de la loi du carré du cosinus. M. Trannin et M. Branly polarisent les deux rayons à angle droit et superposent en partie les deux spectres qu'une lame de quartz a rendus cannelés. Les cannelures alternent dans les spectres et, dans la partie commune, on ne voit que celles qui correspondent au rayon le plus intense. L'égalité obtenue par rotation d'un polariscope se manifestera par le fait de la disparition des cannelures dans la région commune.

L'appareil que j'emploie peut servir :

de spectroscope,

de spectrophotomètre selon Vierordt,

de spectrophotomètre selon Hüfner (modèle 1889).

Nous allons examiner sa constitution à ces différents points de vue.

I. — Monté comme spectroscope, l'appareil comporte selon l'habitude un tube collimateur, un prisme en flint, un tube oculaire et un tube à micromètre. Le collimateur est du modèle ordinaire ; il est solidement fixé à la plate-forme. A l'extrémité s'engage à frottement dur un tube mobile portant la fente et qu'une vis de pression sert à fixer dans la position convenable en pénétrant dans une petite cavité de repérage. La fente simple possède un bord mobile à l'aide d'une vis microscopique qui permet d'augmenter ou de diminuer la largeur. La moitié inférieure de cette fente peut être recouverte par un petit prisme à réflexion totale que l'on emploie quand on veut comparer deux sources lumineuses. Le centre de la plate-forme est occupé par un prisme de 60° en flint très lourd, qui y est fixé de façon à recevoir les rayons venus du collimateur sous l'incidence correspondant à la déviation minimum. Le tube à échelle micrométrique est également fixé à la plate-forme dans une position telle que les rayons qui en sortent se réfléchissent sur la deuxième face du prisme dans la même direction que les rayons émergents ; il ne présente, lui non plus, aucune particularité. Les rayons aboutissent au tube portant l'oculaire : seul, celui-ci est mobile et peut se déplacer angulairement de quelques degrés tout en concourant au centre de la plate-forme. Son mouvement est obtenu à l'aide d'une vis de rappel ayant un pas de 1^{mm} ; il est mesuré par une petite échelle fixée au bras qui porte la lunette et, pour les fractions de millimètres, par une division de 100 parties portée par un tambour à la tête de la vis. Une pareille disposition permet d'amener exactement un point donné du spectre au point de croisée des traits du réticule et de repérer alors ce point sur l'échelle et le tambour. L'oculaire grossit environ six fois.

Comme pièces accessoires, il suffit de signaler les cuves d'absorption. Elles sont constituées par deux lames de verre, bien planes, appliquées contre un cylindre également en verre, tordu en U et rodé légèrement sur les faces latérales de façon à constituer avec les lames de verre une auge à faces parallèles. Ces pièces, réunies par des ressorts métalliques, sont portées par une monture que l'on peut glisser entre les deux rainures d'un support. Ce dernier est lui-même porté sur un pied à vis qu'un écrou fixe peut élever ou abaisser à volonté. L'éclairage est fourni par une source quelconque: bec Auer de Welsbach, lampe à pétrole, bec Bunsen, etc. Enfin, signalons tout de suite ce fait que le pied du spectroscope est relié à celui de la lampe par une forte règle métallique faisant banc d'optique et le long de laquelle peut être déplacé le support de la cuve d'absorption.

II. — La transformation d'un spectroscope en spectrophotomètre, selon Vierordt, comporte en principe peu de modifica-

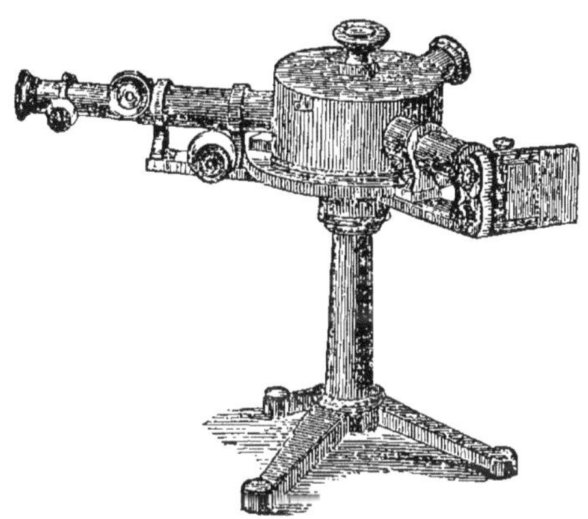

Fig. 31.

tions (fig. 31). Supposons en effet que nous placions la solution colorée devant la moitié seulement de la fente du collimateur : nous verrons dans l'oculaire deux spectres juxtaposés, l'un avec les teintes ordinaires, l'autre avec les teintes modifiées par l'absorption. Pour que nous puissions réduire l'intensité du premier, il suffira que nous puissions modifier les dimensions de la partie de la fente par où passe le rayon qui le forme. D'ailleurs, cette fente étant parallèle aux arêtes du prisme, sa hauteur n'intervient que dans la hauteur du spectre, mais non dans son intensité, et il suffira de modifier la largeur. Les intensités qui, pour une même radiation, sont proportionnelles aux surfaces éclairantes, deviennent, grâce à cette circonstance, proportionnelles aux largeurs des fentes, et la mesure du rapport des intensités est ramenée à celle du rapport de deux dimensions linéaires.

Pour transformer le spectroscope en spectrophotomètre selon Vierordt, le tube porteur de la fente simple est retiré et remplacé par un autre, analogue, mais porteur d'une pièce à fente double symétrique dont le détail est donné fig. 32. La fente *k l* est partagée en deux parties égales situées respectivement entre les

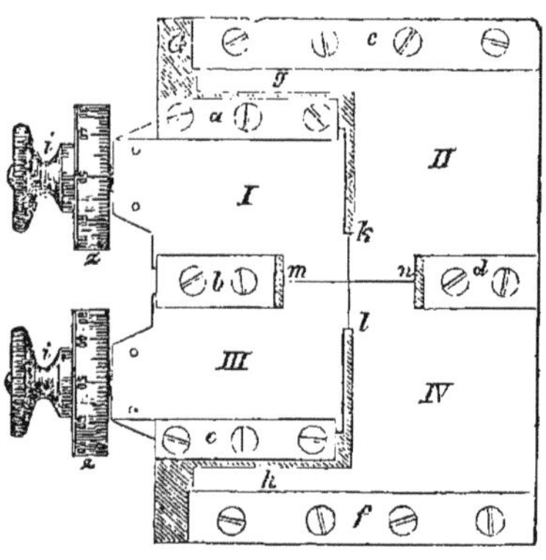

Fig. 32.

pièces I et II, III et IV. Ces quatre pièces sont toutes mobiles sur la monture *b, c, d, f* par l'intermédiaire des vis *i* et se déplacent deux à deux en sens inverse l'une de l'autre et de quantités égales. Grâce à cette disposition l'axe de la fente reste toujours le même, quelle qu'en soit la largeur, et il est toujours dans le même plan vertical passant par l'axe du collimateur. Les spectres restent donc exactement superposés, ce qui n'avait pas lieu dans les premiers appareils de Vierordt où la fente double ne possédait pas des bords à mouvements symétriques. Les vis ont un pas de 1/5 de millimètre et chacune porte un tambour divisé en

100 parties égales permettant, par suite, d'apprécier à 1/500 de millimètre près l'ouverture de chacune des moitiés de la fente.

Le tube collimateur *A* (fig. 33), le tube à micromètre *B*, le prisme de dispersion recouvert par le couvercle *D*, le tube oculaire *C* ne subissent aucun changement, mais il y a lieu de signaler une disposition du réticule dont nous n'avions pas encore parlé. Le réticule est formé non de deux fils, mais de deux traits tracés sous un angle ouvert sur une lame ronde de verre. Cette lame est enchâssée dans une coulisse *b* (fig. 34) qui traverse l'oculaire dans son plan focal. Près de son autre extrémité la coulisse porte encore une fente *k* dont les bords verticaux sont déplacés sys-

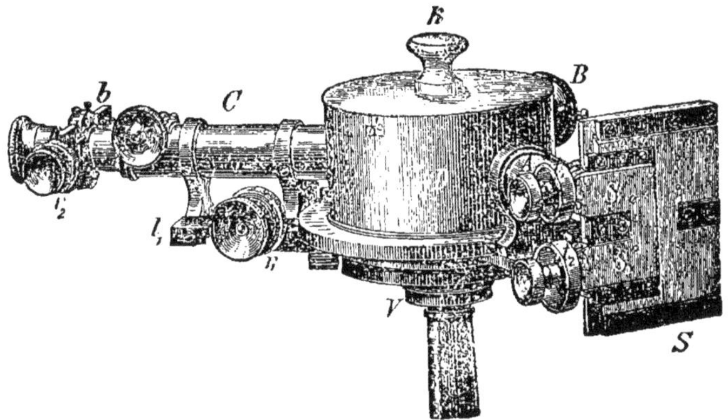

Fig. 33.

tématiquement par une vis micrométrique à pas de 1^{mm} et portant un tambour r_2 au centième. La coulisse est mobile dans son plan et sa course est limitée de part et d'autre de telle sorte que, si elle est poussée à fond vers la gauche, le centre optique de l'oculaire correspond au point de croisée du réticule et qu'en la mettant dans sa position extrême à droite, le même centre se trouve sur l'axe de la fente symétrique de l'écran oculaire. La figure 34 montre en outre la vis *m* de rappel de l'oculaire avec l'échelle h_1 et le tambour divisé r_1 dont nous avons déjà parlé à propos du spectroscope. Voyons le rôle de ces différentes pièces et la façon de nous en servir.

Les formules de la spectrophotométrie ne sont applicables qu'à une lumière homogène. Une telle condition observée strictement réduirait les applications d'une façon extraordinaire à cause de la difficulté où nous sommes de produire des lumières vraiment homogènes. Heureusement on peut, dans l'application, remplacer l'observation en lumière simple par l'étude d'une plage restreinte du spectre. Il faudra donc choisir une plage en s'appuyant sur des considérations dont nous n'avons pas à parler ici et, cette plage une fois définie, il importe de pouvoir la retrouver facilement et l'isoler du reste du spectre. Tout d'abord voyons le moyen de l'indiquer.

Dans le spectre de réfraction les longueurs d'onde ne sont pas

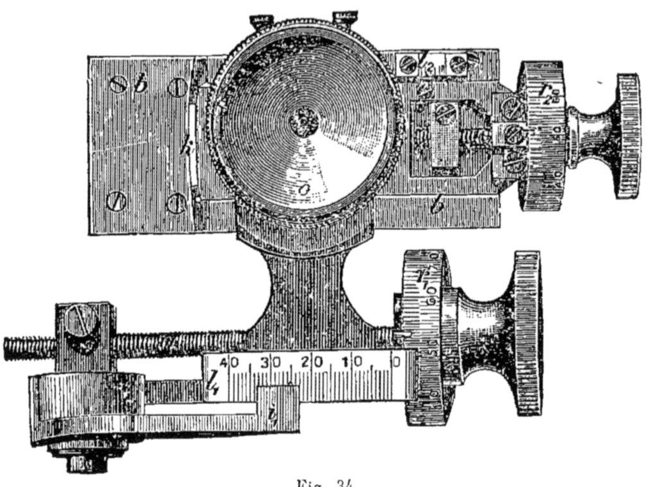

Fig. 34.

en relation simple avec les déviations, c'est-à-dire avec les distances mesurées sur le spectre. Aussi, pour ne pas les faire intervenir, Vierordt a-t-il préféré employer une notation arbitraire, due à Stokes. Celui-ci suppose l'intervalle entre deux raies, D et E par exemple, partagé en 100 parties égales, et il indique la plage par les numéros des divisions limites. Ainsi la plage comprise entre la 32e et la 53e division sera notée D32E — D53E.

Pour retrouver ces plages, on se servira de la vis micrométrique r_1 (fig. 34) qui déplace l'oculaire. On éclaire l'appareil avec un rayon de soleil et on amène la croisée des traits du réticule à coïncider avec la raie D ; on lit alors sur l'échelle et sur le tambour gradué la division à laquelle on se trouve. Nous obtenons ainsi, avec notre appareil, 16mm00. Amenons maintenant l'axe de l'oculaire à coïncider avec E : une nouvelle lecture nous donne 18,92. On voit aussitôt que les 100 divisions de Vierordt sont représentées par la différence 18,92 — 16 = 2,92 comptés à partir de 16. Une simple proportion indiquera dès lors la position à donner à la vis r_1 pour que le point de croisée coïncide avec une de ces divisions.

Pour déterminer la largeur de la fente correspondant à une plage donnée, on fera un calcul analogue à l'aide de la vis r_2. Le point de croisée étant amené à l'aide de r_1 à la division D-50-E, on fait glisser à fond vers la droite la coulisse porte-réticule ; on est sûr alors que l'axe de la fente coïncide avec le milieu de l'intervalle DE. Le tambour r_2 est à ce moment à 0° ; en ouvrant la fente jusqu'à ce que les bords coïncident avec D et E on n'a qu'à lire l'ouverture sur le tambour. Une proportion indiquera les valeurs des divisions de Vierordt en fonction de celles du tambour et, par suite, la largeur à donner à la fente pour correspondre à une plage déterminée.

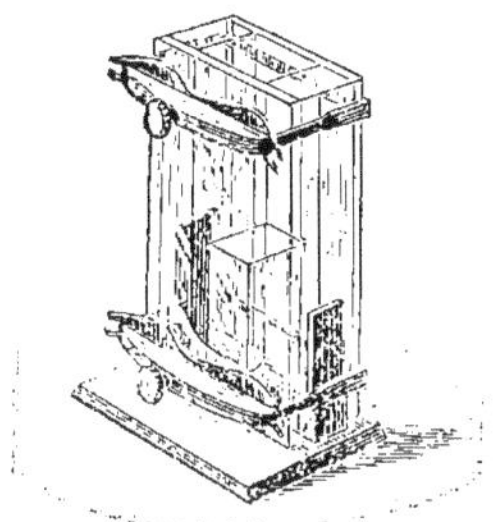

Fig. 24 bis.

Comme accessoires, il n'y a à signaler que les cuves d'absorption de Schultze (fig. 24 bis). Ces cuves sont essentiellement formées comme celles dont nous avons déjà parlé. Deux lames de verre bien dressées sont appuyées par deux petits ressorts contre deux baguettes à section rectangulaire, bien égales en épaisseur et qui forment les parois latérales. Le tout repose sur une monture métallique qui constitue le fond et permet de placer la cuve sur le support déjà décrit. On a ainsi un petit réservoir dont l'épaisseur entre parois est voisine de 11^{mm}. On en prend la valeur exacte en mesurant en plusieurs points l'épaisseur des baguettes latérales au sphéromètre ou plutôt au compas d'épaisseur connu dans le commerce sous le nom de Palmers et qui donne le centième de millimètre. On place au fond un petit dé en flint dont on a également mesuré l'épaisseur voisine de 10^{mm}. On installe la cuve sur le support de façon que ses faces soient perpendiculaires à l'axe du collimateur et alors on l'élève ou on l'abaisse jusqu'à ce que la face supérieure du dé de flint bien horizontale partage la fente en deux parties égales, c'est-à-dire donne une image formée d'une ligne sombre aussi fine que possible, coïncidant avec la limite de séparation des deux spectres. La capacité très faible des cuves de Schultze peut encore être réduite dans une très forte proportion si l'on emploie un dé de flint aplati latéralement, ce qui permet de rapprocher beaucoup les parois latérales de la cuve. Lorsque la solution à essayer étant dans la cuve, celle-ci est mise en place, le rayon passant par la demi-fente supérieure traverse une épaisseur de solution égale à l'épaisseur entre parois de la cuve elle-même ; l'autre traverse seulement l'épaisseur laissée entre le dé de flint et la paroi. Tout se passe donc comme si l'un des spectres était produit directement, et l'autre après traversée d'une épaisseur active égale à la différence entre les deux épaisseurs traversées en réalité. De là la nécessité de faire avec soin la détermination de ces épaisseurs.

III. — L'appareil de Vierordt[1] présente un grave inconvénient: les spectres provenant de fentes de largeurs différentes n'offrent plus les mêmes teintes. Cette cause, qui rend très difficile l'ap-

---

1. En fait je n'ai pas eu l'occasion d'utiliser le spectrophotomètre de Vierordt dans les recherches relatées en ce volume. Mais il présente sur les appareils à polarisation, inutilisables en ce cas, le grand avantage de se prêter à l'étude des pigments urinaires (bilirubine, urobiline), en raison de la clarté qu'il fournit dans le violet et dans le bleu.

préciation de l'égalité d'intensité, va en s'accentuant de plus en plus à mesure que l'on diminue la largeur de la fente, et c'est là une des raisons qui empêchent de pousser cette réduction au delà de 1/10e, c'est-à-dire de donner à la méthode toute la précision dont elle semble capable. Pour y remédier, Hüfner, en 1877, renonça à faire varier la fente et chercha la solution du problème dans la polarisation.

Supposons en effet que le rayon direct soit polarisé et que l'autre soit naturel : recevons-les tous deux sur un nicol. Le rayon de lumière naturelle s'y polarise, mais son intensité reste constante quand on fait tourner le nicol. Au contraire l'intensité du rayon polarisé varie avec l'angle du plan de la section principale des deux nicols suivant la loi du carré du cosinus.

Dans un premier appareil Hüfner obtenait la polarisation en faisant tomber un faisceau de lumière parallèle sur deux glaces successives, chacune recevant les rayons sous l'angle de la polarisation maximum ; mais, quelque précaution qu'il prît, la lumière ne pouvant être absolument parallèle, il y avait toujours une certaine proportion de lumière naturelle dans le rayon direct, tandis qu'au contraire le rayon réduit éprouvait une polarisation partielle par réfraction à travers le prisme de dispersion. Hüfner évitait ce dernier inconvénient en plaçant le nicol analyseur avant le prisme, mais il n'avait pu éviter le premier reproche. En outre la polarisation par réflexion cause d'énormes pertes de lumière, ce qui oblige à agrandir outre mesure la fente du collimateur aux dépens de la netteté du spectre. Enfin la limite des deux spectres était formée par le bord du miroir supérieur, bord qui, à cause de son éloignement de la fente du collimateur, donnait une ligne large et sans netteté. Toutes ces raisons lui firent renoncer à la polarisation par réflexion pour employer un rayon polarisé par réfraction à l'aide d'un nicol. Nous allons voir comment il a su donner à son appareil une très grande supériorité sur celui de Vierordt en décrivant avec soin son dernier modèle (1889), qui est celui que nous pouvons obtenir[1] (fig. 23 bis).

---

1. G. Hüfner, *Uber ein neues Specktrophotometer*, Zeitschrift für Physikalische Chemie, t. III, p. 6. Leipzig, 1889.

La partie spectroscopique de l'appareil de Hüfner n'est autre que le spectrophotomètre selon Vierordt ; nous n'avons donc

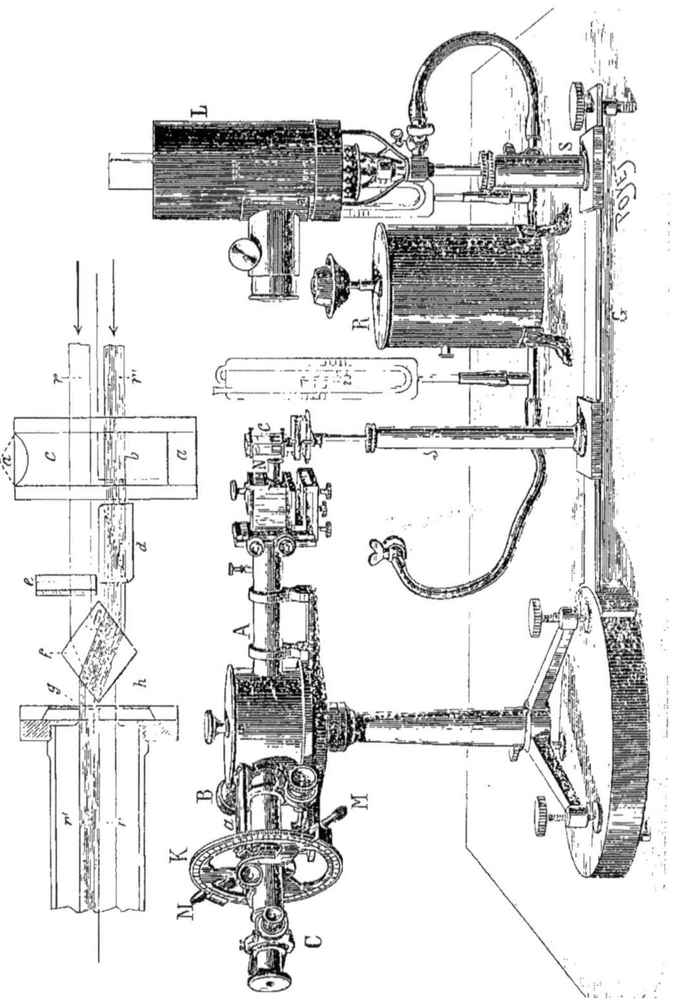

Fig. 23 bis.

plus rien à en dire : remarquons seulement en passant que si l'on emploie la fente double symétrique pour le collimateur, ce n'est plus comme appareil de mesure et qu'elle reprend purement et simplement le rôle de la fente simple d'un collimateur quelconque. Aussi faut-il à l'aide des graduations des tambours donner exactement la même largeur aux deux moitiés. Devant la fente du collimateur, une vis de pression sert à fixer l'appareil polariseur et ses dépendances. C'est une boîte métallique ouverte en avant, dans laquelle se trouve un prisme à base rhombe placé horizontalement de telle façon que ses arêtes soient perpendiculaires à la fois à la fente et à l'axe du collimateur. L'une des arêtes est placée pour ainsi dire sur la fente même qu'elle partage en deux parties égales. En avant de ce prisme et de façon à en couvrir seulement la moitié inférieure est fixé un petit tube N contenant le nicol. Ce tube est double et le nicol peut tourner de quelques degrés et être fixé dans une position quelconque au moyen d'un écrou. Au-dessus est une lame d'environ 70 millimètres de long sur 13 à 14 de large et 4 d'épaisseur. Cette lame est formée de deux coins de verre, l'un complètement incolore, l'autre légèrement fumé et qui s'unissent suivant la diagonale des faces horizontales de façon à constituer un prisme rectangulaire. Cet ensemble est appliqué par deux ressorts contre une lame métallique placée à la partie supérieure, et le tout peut être déplacé parallèlement au plan de la fente double du collimateur au moyen d'une petite roue motrice. Le déplacement est indiqué sur une échelle d'ivoire qui peut ainsi servir de repère. Le rôle de ce prisme est facile à comprendre : le rayon direct, c'est-à-dire celui qui ne traverse pas la solution colorée, traverse par contre le nicol et subit dans sa polarisation une perte notable d'intensité. Il faut que l'autre rayon subisse une diminution égale : tel est le rôle du prisme compensateur qui permet d'interposer sur le trajet de ce rayon une épaisseur variable de verre fumé.

Voyons en détail, d'après Hüfner lui-même, tous les avantages que présente le prisme losangique, et pour cela reportons-nous à la marche des rayons indiquée fig. 23 bis. Soient *aa* les parois de la cuve d'absorption, *b* le dé de Schultze, *c* la solution absorbante, *d* le petit nicol, *e* le prisme compensateur, *f* le prisme losangique de flint dont l'arête horizontale voisine de la fente *g* du collimateur est en *h*. On voit que le rayon polarisé *r'* est renvoyé en haut tandis que le rayon non polarisé r est rejeté en bas. D'autre part la limite entre les deux rayons est l'arête h, et celle-ci peut être amenée si près de la fente g qu'on peut pratiquement les considérer comme en coïncidence. Dès lors son image apparaîtra sous forme d'un trait horizontal très délié avec la même netteté que les raies de Frauenhofer. En outre, grâce au rapprochement subi par les faisceaux lumineux, la face supérieure du dé de Schultze peut être déplacée de 2 millimètres dans le sens vertical sans que ce déplacement fasse apparaître une ligne épaisse et sombre qui éloigne les deux spectres et est si gênante pour la comparaison dans les appareils à fente double.

Mais l'introduction de ce prisme sur le trajet de la lumière naturelle ne peut aller sans une polarisation partielle. Heureusement ce défaut peut être transformé en avantage en servant à compenser la polarisation due au passage à travers le prisme dispersif. Nous allons voir qu'il suffit pour cela de faire tomber le rayon r sur le prisme f sous le même angle d'incidence i que sur le prisme de dispersion, les plans d'incidence se trouvant à 90° l'un de l'autre et l'angle i devant être égal à l'angle de déviation minimum. Voyons en effet ce qui se passera alors : le faisceau r arrive sur le prisme f sous l'angle i et en sort sous le même angle : il subit de ce chef, le plan d'incidence étant vertical, une polarisation partielle perpendiculaire à ce plan, c'est-à-dire horizontale. Lorsque ce même rayon arrive sur le prisme de dispersion sous l'angle i, comme cet angle est celui de la déviation minimum, il en sort sous le même angle et par suite se comporte absolument comme dans le système à faces parallèles f. D'autre part, comme dans ce cas le plan d'incidence est horizontal, la polarisation partielle qu'il subit est verticale et égale en valeur absolue à celle qu'a causée f. Le faisceau à sa sortie du prisme de dispersion est donc également polarisé dans deux plans rectangulaires, c'est-à-dire formé de lumière naturelle.

Par suite de l'emploi du prisme losangique, le nicol analyseur doit être, comme dans les premiers appareils de Hüfner, reporté après le prisme de dispersion et joint à la lunette oculaire. Dans notre appareil, il est indépendant de cette lunette et peut être enlevé pour les observations spectroscopiques ou les expériences faites avec l'appareil monté en spectrophotomètre selon Vierordt. Remarquons en passant que sa présence dans les cas précédents n'est en rien une cause d'erreur et qu'on ne peut lui reprocher que d'absorber un peu de lumière, cette absorption portant d'ailleurs également sur les deux rayons. Le nicol est donc solidement fixé en avant de la lunette à une tige elle-même en rapport avec deux alidades à manettes. Ces alidades tournent autour de la lunette oculaire, et leur mouvement est lu en degrés et minutes sur un cadran divisé, au bord duquel se déplacent deux verniers situés en face des manettes. Chacun des verniers peut décrire un arc de 90° de part et d'autre de la position 0 correspondant à la coïncidence des plans principaux du polariseur et de l'analyseur. Il suffit par suite de faire deux lectures successives en tournant le nicol dans les deux sens pour éviter par une moyenne l'incertitude relative à la position exacte du point 0°.

La lampe devant fournir de la lumière parallèle, on comprend que cela nécessite une disposition spéciale. Le verre est entouré d'un manchon opaque pourvu d'une sorte de cheminée horizontale dirigée dans l'axe du collimateur. La source lumineuse se trouve au foyer d'une lentille terminant la cheminée horizontale. Par suite de cette disposition il faut avoir recours à des éclairages intenses : Hüfner employait la lampe à pétrole à mèche plate et son exemple a été suivi par tous ses élèves.

Après MM. Lambling et Dupré nous avons adopté la lampe Aüer de Welsbach, c'est-à-dire la lampe Bunsen à incandescence de zircone, en ayant la précaution d'interposer sur le trajet du gaz un régulateur de pression de M. Moitessier. On obtient ainsi une lumière d'une très grande intensité et d'une fixité absolue.

Le mode d'emploi de l'appareil de Hüfner est, sauf la différence fondamentale que nous avons signalée dès le principe, absolument semblable à celui de l'appareil de Vierordt. Le repérage et l'isolement des plages sont les mêmes. Grâce à l'identité des teintes des deux spectres et aussi à leur contiguïté, on peut utiliser des réductions d'intensité bien plus considérables et par suite atteindre une précision des plus satisfaisantes.

Voici, avec cet appareil monté en spectrophotomètre de Hüfner, les valeurs des coefficients d'absorption A_0 et A'_0 de l'oxyhémoglobine, A_r et A'_r de l'hémoglobine, et A_{co} et A'_{co} de l'hémoglobine oxycarbonée, déterminée pour les régions λ (552-566)=(D32E—D53E) et λ (534-546)—(D63E - D84E) :

$A_o = 0{,}002145 \qquad A'_o = 0{,}001400$

$A_r = 0{,}001522 \qquad A'_r = 0{,}001762$

$A_{co} = 0{,}001685 \qquad A'_{co} = 0{,}001400$

II.

Recherche qualitative de traces d'oxyde de carbone dans l'air.

En appliquant la marche suivante, j'ai pu caractériser facilement la présence de 2cc d'oxyde de carbone dilués dans 40 l. d'air[1], soit 1/20,000.

On insuffle dans un grand sac de caoutchouc, au moyen d'une forte poire faisant fonction de pompe aspirante et foulante, une quarantaine de litres de l'air suspect. Le sac plein S est rapporté au laboratoire ; à l'aide de l'aspiration produite par une trompe et réglée par une soupape à mercure E, on fait passer les gaz qu'il renferme à travers une série de vases absorbants comprenant (fig. 35).

1° Trois flacons laveurs L, L', L'', d'une capacité de 1 litre, à moitié pleins d'une solution récente et concentrée d'hydrosulfite de soude[2]. Le tube adducteur de chacun de ces trois laveurs est surmonté d'un entonnoir, au-dessous duquel est soudée la branche horizontale le faisant communiquer avec le précédent laveur. L'entonnoir est fermé par un bouchon de caoutchouc à un trou

---

1. Le procédé de Vogel (*Berichte der deutschen chemischen Gesellschaft zu Berlin*, XIe année, p. 235) ne permet de reconnaître que 1/400 de CO (0,25 0/0), et celui de Hempel (*Zeitschrift für analytische Chemie*, t. XVIII, p. 399), 1/2000, environ 0,05 0/0.

2. La préparation de ce réactif est indiquée dans la note de la p. 246.

dans lequel peut glisser à frottement un long agitateur T. Cette baguette mobile permet de briser les cristaux de sulfite double de zinc et de sodium qui obstruent fréquemment le tube adducteur, et arrêtent le passage des gaz.

2° Trois tubes de Maquenne M, M' et M", renfermant chacun un mélange de 15^{cc} de sang de chien frais et défibriné, 5^{cc} d'eau distillée et $0^{cc}2$ à $0^{cc}5$ de sulfure ammonique.

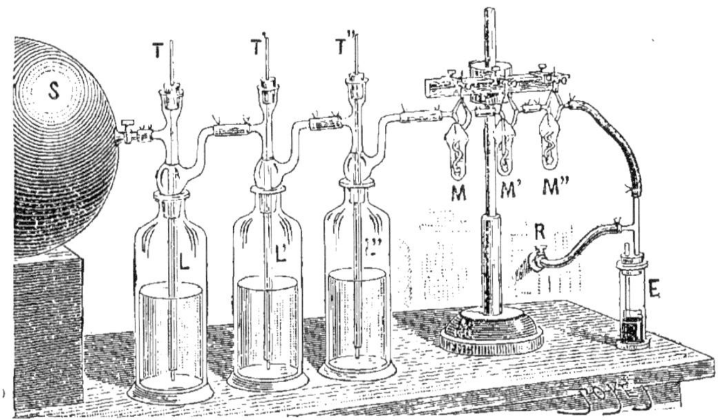

Fig. 35.

Ces dispositions réalisent les meilleures conditions d'absorption de l'oxyde de carbone par l'hémoglobine, cette substance réduite par le sulfhydrate, étant de plus extravasée des globules par l'addition d'eau et le mélange gazeux étant dépouillé d'oxygène avant son passage à travers la solution sanguine.

Le courant de gaz doit être très lent ; l'opération dure au moins 24 h. et souvent davantage.

Quand le sac est vide, on épuise le sang de ses gaz à l'aide de l'appareil représenté fig. 15, p. 235. La recherche de l'oxyde de carbone dans la bulle gazeuse recueillie en A se fait comme il a été dit p. 270 et suivantes.

On peut aussi, selon le conseil de Cl. Bernard [1], faire respirer

1. Cl. Bernard, *Leçons sur les Anesthésiques et sur l'Asphyxie*, p. 454.

le contenu du sac à un chien de petite taille, et aussitôt après sacrifier l'animal par hémorragie carotidienne. Un fort échantillon de son sang défibriné est ensuite soumis à l'ébullition dans le vide avec son volume d'une solution saturée d'acide tartrique. Dans les gaz dégagés on dose enfin l'oxyde de carbone par le proto-chlorure de cuivre, ou bien, s'il n'en existe que des traces, on en fait oomme ci-dessus la recherche qualitative spectroscopique.

Tout récemment, M. N. Gréhant[2] a tenté de rendre quantitatif ce procédé de Cl. Bernard. D'après ce physiologiste, un chien respirant une atmosphère faiblement oxycarbonée absorberait, pour 100^{cc} de sang, un volume d'oxyde de carbone rigoureusement fixé par la tension du gaz toxique dans le mélange gazeux. — Cette méthode ingénieuse me paraît de nature à fournir de précieux renseignements. Toutefois, en raison de certains faits bien connus (inégalité de la quantité d'hémoglobine contenue dans le sang de chiens différents, existence de plusieurs sortes d'hémoglobine à pouvoir absorbant variable, etc.), je crois qu'il serait imprudent de compter sur sa précision.

III.

Conservation des gaz sous pression.

Nous avons eu l'occasion de constater, au cours de cet ouvrage, combien il est difficile de conserver sous un titre invariable des gaz tels que l'oxygène et l'oxyde de carbone, et rien n'est plus fastidieux que l'obligation de répéter fréquemment l'analyse du gaz renfermé dans un gazomètre.

Les appareils construits par M. Ducretet permettent d'éviter ces inconvénients. Au moyen d'une pompe puissante le gaz récemment préparé et recueilli dans un de mes gazomètres est comprimé à 50 atmosphères dans des récipients très résistants, les-

---

1. N. Gréhant, *La Médecine scientifique,* 1893, p. 9.

quels n'occupent qu'un très faible volume. On peut de la sorte emmagasiner dans une bouteille de 2600^{cc} environ 130 litres de gaz, et il est évident qu'une seule analyse du contenu du récipient est suffisante, car tant qu'il y existera une pression supérieure à celle de l'atmosphère, le gaz qu'il renferme sera débité avec une composition constante.

IV.

Analyse des gaz produits par les poêles mobiles.

Je reproduis ici, à titre de renseignement, le tableau suivant des analyses que M. Dujardin-Beaumetz et moi avons exécutées sur les gaz qui se dégagent des poêles mobiles (système Choubersky) et que mon éminent collaborateur a communiquées à l'Académie de médecine lors de la discussion qui s'engagea au sujet de ces appareils[1].

1. Bulletin de l'Académie de Médecine, 3e série, t. 21, p. 568 et suiv., 1889.

22

	PAR LA COMBUSTION DU COKE					
	en PETITE MARCHE			en GRANDE MARCHE		TIRAGE forcé
	I	II	III	IV	V	VI
CO.	0.55	0.60	3.91	1.17	0.75	7.20
CO^2.	15.26	16.54	4.00	9.64	3.10	14.20
O	4.93	3.61	12.76	9.61	17.00	2.70
Az, etc. . . .	79.26	79.25	79.30	79.14	79.14	75.90
CO : CO^2. . .	0.036	0.036	0.985	0.121	0.240	0.507

I. Marche normale le jour, grille remuée toutes les heures.
II. — sans plaque obturatrice.
III. Échantillon prélevé le matin, le poêle n'ayant pas été touché depuis douze heures.
IV. Grande marche normale le jour, cendres enlevées toutes les heures.
V. Id. échantillon prélevé le matin dans les mêmes conditions qu'en III.
VI. Tirage exagéré par la suppression de la plaque mobile et de la soupape régulatrice, et leur remplacement par des tuyaux de 2 mètres de hauteur totale avec trois coudes, grande marche.

Première remarque. — Lors des prélèvements III, V et XII, le poêle était presque éteint et ne s'est rallumé ensuite que difficilement, ce qui explique la grande quantité d'air mêlée aux produits de la combustion. Dans ce cas la masse d'air qui traverse le poêle ne rencontre que quelques points en ignition.

PAR LA COMBUSTION DE LA HOUILLE MAIGRE dite anthracite							
en PETITE MARCHE						TIRAGE forcé	
VII	VIII	IX	X	XI	XII	XIII	XIV
0.51	1.26	0.68	1.19	1.17	2.38	1.01	1.67
13.56	9.65	17.15	17.77	13.23	5.57	15.09	13.47
5.27	8.65	1.38	0.89	5.99	13.34	2.99	2.20
80.45	80.44	80.79	80.15	79.61	78.71	81.00	82.66
0.038	0.130	0.039	0.067	0.088	0.427	0.067	0.124

VII. Petite marche normale le jour.

VIII. Échantillon prélevé dans la chambre supérieure par une ouverture pratiquée dans le couvercle. (Le poêle tire mal par accumulation de pierres.)

IX. Échantillon prélevé par la base
X. Id. simultanément par le couvercle.
} Petite marche normale le jour ; grille remuée tous les quarts d'heure.

XI. Échantillon prélevé au milieu de la nuit. — La grille n'a pas été agitée depuis six heures.

XII. Échantillon prélevé le matin. — On n'a pas touché au poêle depuis douze heures.

XIII. Tirage exagéré comme en VI, mais avec l'anthracite (petite marche).

XIV. Tirage exagéré comme en VI, mais avec l'anthracite (grande marche).

Deuxième remarque. — Le résidu de l'action des trois réactifs : potasse, pyrogallate de soude, protochlorure de cuivre dissous dans HCl, est compté comme azote. — Il renferme des traces d'hydrogènes carbonés quand il provient du coke. Ces gaz, au contraire, sont parfois abondants avec l'anthracite.

TABLE DES MATIÈRES.

Pages.

PRÉFACE. v

LIVRE PREMIER.

LES INHALATIONS D'OXYGÈNE.

Étude physiologique et thérapeutique.

CHAPITRE Ier. — Historique de la question jusqu'aux travaux de P. Bert. 3

CHAPITRE II. — Les travaux de P. Bert. 11

CHAPITRE III. — Recherches de l'auteur. — Description de l'appareil employé. 21

CHAPITRE IV. — Purification de l'oxygène employé en inhalations ou dans les expériences sur la respiration. 29

CHAPITRE V. — Marche d'une expérience. — Dosage de l'acide carbonique. 38

CHAPITRE VI. — Analyses gazométriques. — Calculs des résultats d'une expérience. 49

CHAPITRE VII. — Recherches de l'auteur. — Résultats numériques. 61

CHAPITRE VIII. — Expériences sur l'homme. 97

CHAPITRE IX. — Conclusions. — Travaux récents. — Véritables indications de l'oxygène en thérapeutique.. 123

LIVRE II.

RECHERCHES SUR L'ANESTHÉSIE.

Méthode des mélanges titrés.

Pages.

CHAPITRE Ier. — Influence du sommeil naturel sur l'activité des échanges respiratoires. 135

CHAPITRE II. — Influence du sommeil artificiellement provoqué sur les échanges respiratoires. 156

CHAPITRE III. — Les gaz du sang pendant le sommeil chloroformique. 179

CHAPITRE IV. — Dosage du chloroforme. — Appareil pour l'anesthésie par la méthode des mélanges titrés. 192

CHAPITRE V. — Les essais de l'Hôpital Saint-Louis. 200

LIVRE III.

RECHERCHES SUR L'INTOXICATION OXYCARBONIQUE.

CHAPITRE Ier. — Historique. 219

CHAPITRE II. — Dosage de petites quantités d'oxyde de carbone dans l'air au moyen du protochlorure de cuivre. 230

CHAPITRE III. — Extraction en nature de l'oxyde de carbone fixé par le sang. 251

CHAPITRE IV. — Examen spectroscopique et spectrophotométrique du sang oxycarboné. 261

CHAPITRE V. — Destruction partielle en vase clos de l'hémoglobine oxycarbonée en présence de l'oxyhémoglobine. 275

CHAPITRE VI. — Partage de l'hémoglobine entre l'oxygène et l'oxyde de carbone. 284

CHAPITRE VII. — Mode d'élimination de l'oxyde de carbone. . 292

CHAPITRE VIII. — Conclusions. 312

APPENDICE.

Pages.

I. — Description d'un spectrophotomètre. 321

II. — Recherche qualitative de minimes quantités d'oxyde de carbone dans l'air. 334

III. — Conservation des gaz sous pression. 336

IV. — Analyses des gaz produits par les poêles mobiles. . . 337

Chartres. — Imprimerie Durand, rue Fulbert.

Chartres. — Imp. Durand.

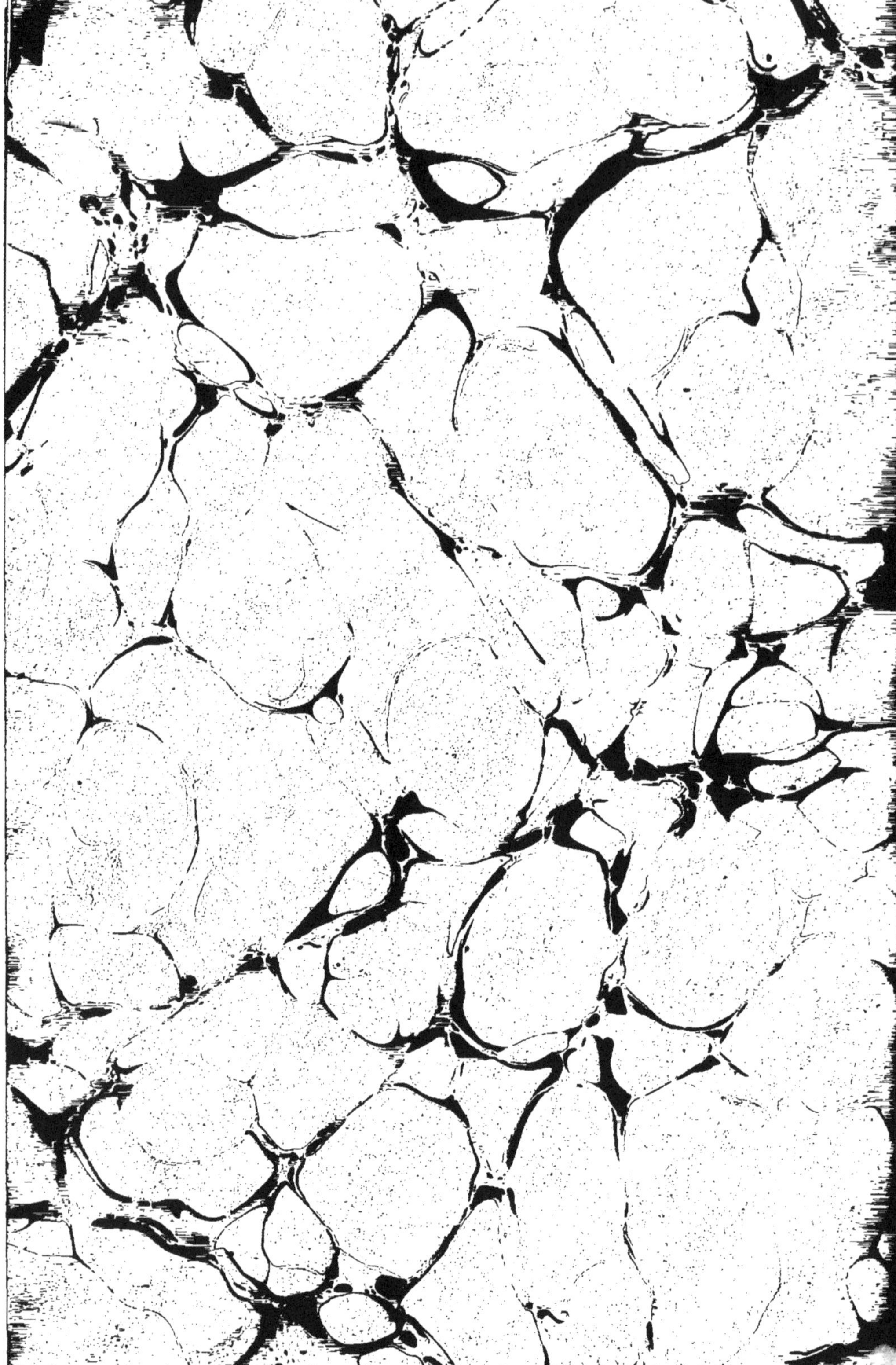

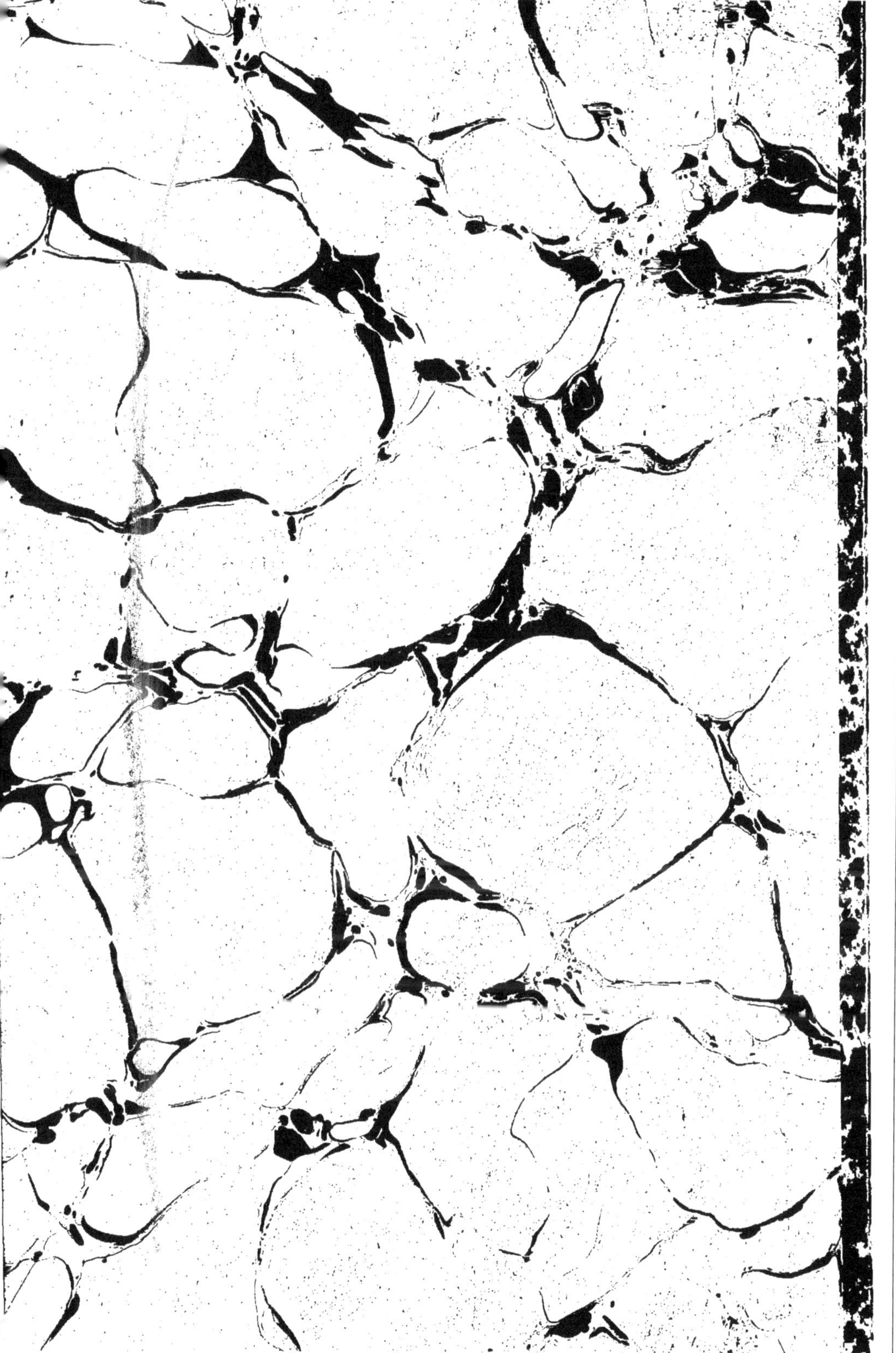

www.ingramcontent.com/pod-product-compliance
Ingram Content Group UK Ltd.
Pitfield, Milton Keynes, MK11 3LW, UK
UKHW020059200726
13856UKWH00002B/293

9 782012 464605